MANTENHA
O SEU
CÉREBRO
VIVO

Lawrence C. Katz, Ph.D., e Manning Rubin

MANTENHA
O SEU
CÉREBRO
VIVO

83 EXERCÍCIOS NEURÓBICOS PARA PREVENIR A PERDA DE MEMÓRIA E AUMENTAR A AGILIDADE MENTAL

SEXTANTE

Título original: *Keep Your Brain Alive*
Copyright do texto © Lawrence C. Katz e Manning Rubin, 2000
Copyright das ilustrações © David Suter
Copyright da tradução © 2000 por GMT Editores Ltda.

Todos os direitos reservados.

tradução
Alfredo Barcellos Pinheiro de Lemos

preparo de originais
Regina da Veiga Pereira

revisão
Giuliana Alonso, Luis Américo Costa e Sérgio Bellinello Soares

projeto gráfico e diagramação
Valéria Teixeira

capa
Miriam Lerner

impressão e acabamento
Bartira Gráfica e Editora S/A

CIP-BRASIL. CATALOGAÇÃO-NA-FONTE
SINDICATO NACIONAL DOS EDITORES DE LIVROS, RJ

K31m	Katz, Lawrence, 1956-
12.ed.	Mantenha o seu cérebro vivo / Lawrence C. Katz, Manning Rubin [tradução de Alfredo Barcellos Pinheiro de Lemos]. Rio de Janeiro: Sextante, 2010.
	il.
	Tradução de: Keep your brain alive
	ISBN 978-85-7542-527-5
	1. Cognição – Fatores etários. 2. Cognição – Problemas, questões, exercícios. 3. Memória – Fatores etários. 4. Memória – Problemas, questões, exercícios. 5. Envelhecimento – Aspectos psicológicos. I. Rubin, Manning. II. Título.
	CDD 153
09-6119	CDU 159.95

Todos os direitos reservados, no Brasil, por
GMT Editores Ltda.
Rua Voluntários da Pátria, 45 – Gr. 1.404 – Botafogo
22270-000 – Rio de Janeiro – RJ
Tel.: (21) 2286-9944 – Fax: (21) 2286-9244
E-mail: atendimento@esextante.com.br
www.sextante.com.br

SUMÁRIO

PREFÁCIO

À medida que as pessoas vivem cada vez mais, a questão de preservar a energia mental na meia-idade e além dela se torna muito importante. Há um crescente interesse – e um profundo otimismo – em manter e até aumentar a capacidade cerebral dos idosos. Com a ajuda de novos e eficazes instrumentos da biologia molecular e imagens do cérebro, neurocientistas do mundo inteiro têm literalmente observado a mente em funcionamento. Estão descobrindo, quase todos os dias, que muitas crenças negativas sobre o envelhecimento do cérebro não passam de mitos. "Mais velho e mais sábio" não é apenas um clichê esperançoso, mas pode corresponder à realidade. Da mesma forma como você é capaz de manter seu bem-estar físico, também pode cuidar de sua saúde e capacidade mental.

Embora nova e não totalmente comprovada por uma grande bateria de testes, a Neuróbica baseia-se em sólidos princípios científicos. É uma síntese extraordinária de descobertas substanciais sobre o cérebro, proporcionando uma estratégia concreta para mantê-lo apto e flexível à medida que você envelhece.

DA TEORIA À PRÁTICA

Jane abriu a bolsa e procurou as chaves do apartamento. Em geral guardava as chaves no compartimento externo da bolsa, mas não estavam ali. "Será que as esqueci?! Não... aqui estão." Ela tateou as chaves, para encontrar a que abria a porta da frente. Teve de tentar duas vezes, antes de ouvir o estalido da fechadura. Depois de entrar, Jane estendeu a mão para a esquerda, na direção do interruptor... mas para que acender a luz? O marido faria isso mais tarde, quando chegasse em casa. Com as pontas dos dedos encostando de leve na parede, ela foi até o pequeno armário embutido no lado direito, abriu-o e pendurou o casaco. Virou-se devagar e projetou na mente a localização da mesa com o telefone e a secretária eletrônica. Com o maior cuidado, seguiu nessa direção, orientando-se pelo contato dos dedos com a poltrona de couro e o perfume das rosas que ganhara no aniversário. Teve a precaução de não esbarrar na mesinha de centro. Esperava que houvesse recados de sua família na secretária eletrônica.

A mesa. A secretária eletrônica. Jane estendeu a mão e roçou os dedos pelo botão que acreditava ser o de play. "E se eu apertar o botão que apaga todas as mensagens?" Mais uma vez, ela verificou os botões, para ter certeza de que estava certa. Ontem fora muito fácil. Bastara olhar para fazer tudo aquilo com a maior facilidade. Hoje, porém, era diferente. Jane não via nada.

Mas Jane não ficara cega de repente. Aos 50 anos de idade, introduzia em suas atividades diárias uma estratégia chamada Neuróbica. Baseada em recentes descobertas da ciência do cérebro, a Neuróbica é uma nova forma de exercício cerebral projetada para manter o cérebro ágil e saudável. Ao mudar sua rotina de chegar em casa, Jane acionava intensamente os circuitos da atenção do cérebro. De olhos fechados, tinha de confiar nos sentidos do tato, olfato, audição e memória espacial para guiarem-na em uma atividade que raramente fazia: circular pelo apartamento. E Jane envolvia no processo o seu lado emocional ao experimentar o estresse de não ser capaz de ver. Todas essas ações criavam novos e diferentes padrões de atividades dos neurônios em seu cérebro: é assim que a Neuróbica funciona.

Este livro explicará os princípios em que se baseia a Neuróbica e mostrará como os exercícios aumentam a saúde geral do seu cérebro, hoje e à medida que você envelhece.

CAPÍTULO I
Neuróbica:
A NOVA CIÊNCIA DO
EXERCÍCIO DO CÉREBRO

"Qual era o nome daquele ator que aparecia em todos os primeiros filmes de Woody Allen? Sabe quem é... aquele de cabelos castanhos crespos?"

Na primeira vez em que você esquece o nome de uma pessoa que deveria lembrar, o título de um filme ou uma reunião importante, é provável que comente em leve tom de gracejo: "Estou perdendo a memória. Meu cérebro começa a pifar." As mensagens e imagens dos meios de comunicação reforçam a sua crença de que esses pequenos esquecimentos indicam os estágios iniciais do processo de declínio mental.

"... Ele trabalhou naquele show na Broadway com... ahn... como era mesmo o nome dela? Ora, você sabe de quem estou falando!"

E talvez a outra pessoa saiba mesmo. Mas, se não souber, você fica frustrado e preocupado, tentando recordar o nome que insiste em sumir. Em geral, a partir dos 40 ou 50 anos – mas às vezes até na casa dos 30 –, você começa a notar esses pequenos lapsos: não lembrar onde deixou as chaves do carro ou os óculos, o que havia na lista de compras que esqueceu em casa, não conseguir entender as instruções de um novo aparelho de videocassete ou de um computador, esquecer onde estacionou o carro porque saiu do shopping por uma porta diferente.

Esses pequenos lapsos podem não interferir muito em sua vida cotidiana, mas a ansiedade que provocam talvez atrapalhe. Você se preocupa, achando que pode acabar como sua tia Harriet, capaz de lembrar detalhes de acontecimentos anteriores à Segunda Guerra Mundial, mas não o que fez ontem. O contato com pessoas que têm dificuldades de percepção e memória à medida que envelhecem pode deixá-lo ansioso quando subitamente você esquece alguma coisa corriqueira. Não é de admirar que você conclua precipitadamente que envelhecer é um declínio inevitável que leva ao esquecimento e confusão, ou até mesmo aos primeiros estágios da doença de Alzheimer.

A boa notícia, no entanto, é que, além de os pequenos esquecimentos não indicarem qualquer doença grave, é possível tomar providências para combatê-los. As pesquisas mais recentes sobre o cérebro apontam para novos métodos que podem ser incorporados às atividades diárias a fim de desenvolver e manter as conexões cerebrais. Ao adotar essas estratégias, você pode até aumentar a capacidade do seu cérebro de lidar com declínios na agilidade mental.

Há numerosos mitos sobre o envelhecimento do cérebro que os neurocientistas estão refutando todos os dias. Com a ajuda de novas e sensacionais tecnologias, a visão tradicional da maneira como o cérebro envelhece vem sendo revista diariamente. As provas demonstram com clareza que o cérebro não tem de entrar em declínio à medida que envelhecemos. Em 1998, uma equipe de cientistas americanos e suecos comprovou pela primeira vez que *novas células cerebrais são geradas nos adultos.*[1]

Também ao contrário da crença popular, o declínio mental que a maioria das pessoas experimenta não é decorrente da morte constante de células nervosas.[2] Em vez disso, resulta em geral da redução do número e complexidade das *dendrites*, que são os prolongamentos ramificados das células nervosas que recebem e processam as informações das outras células nervosas, formando a base da memória. As dendrites recebem as informações através de conexões chamadas *sinapses*. Se as conexões não estão ligadas direito, as dendrites podem se atrofiar. Isso reduz a capacidade do cérebro de incluir novas informações na memória, além de dificultar a recuperação de informações antigas.

As células nervosas precisam se comunicar para permanecerem saudáveis.

Durante muito tempo pensou-se que as dendrites só podiam crescer no cérebro das crianças. Mas trabalhos mais recentes comprovaram que *neurônios velhos podem desenvolver dendrites para compensar as perdas.*[3]

Outros experimentos indicam que os circuitos neurais cm cérebros adultos possuem a capacidade de passar por mudanças impressionantes, uma capacidade que os cientistas pensavam estar perdida depois da infância. *Apesar de envelhecer, o cérebro continua a possuir uma capacidade extraordinária de crescer, adaptar e mudar padrões de conexões.*[4]

Descobertas como essas constituem a base da nova teoria do exercício cerebral. Assim como os exercícios físicos ajudam a manter sua forma, a Neuróbica pode ajudá-lo a melhorar sua capacidade mental.

A Neuróbica tem como objetivo ajudá-lo a manter um nível permanente de capacidade, força e flexibilidade mental à medida que vai ficando mais velho.

O programa de exercícios oferece ao cérebro experiências fora da rotina ou inesperadas, usando várias combinações de seus sentidos – visão, olfato, tato, paladar e audição –, além do "sentido" emocional. Estimula padrões de atividade neural que criam mais conexões entre diferentes áreas do cérebro e fazem com que as células nervosas produzam nutrientes naturais do cérebro, as neurotrofinas, que podem aumentar de maneira considerável o tamanho e complexidade das dendrites das células nervosas.[5] As neurotrofinas também tornam as células ao redor mais fortes e resistentes aos efeitos do envelhecimento.

A Neuróbica é muito diferente de outros tipos de exercício cerebral, que em geral envolvem quebra-cabeças, palavras cruzadas, exercícios de memória e várias espécies de testes. Em vez disso, os exercícios da Neuróbica usam os cinco sentidos de novas maneiras, a fim de aumentar o impulso natural do cérebro para formar associações entre diferentes tipos de informações. As associações (juntar um nome a um rosto, ou um aroma a um alimento, por exemplo) são os blocos que constroem a memória e a base da maneira como aprendemos. Criar deliberadamente novos padrões associativos é uma parte fundamental do programa da Neuróbica.

Reunir as descobertas da neurociência (ver quadro) com o que os cientistas já sabem sobre os nossos sentidos leva diretamente ao conceito de usar o poder associativo dos cinco sentidos para ajudar na

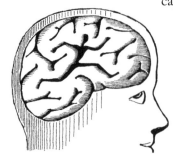

capacidade cerebral de criar seus próprios nutrientes naturais. Em suma, com a Neuróbica você pode desenvolver seu próprio alimento cerebral, sem drogas e sem dietas.

A palavra *Neuróbica* é uma alusão deliberada ao exercício físico. Assim como as formas ideais de exercício físico enfatizam o uso de muitos *grupos musculares diferentes* para aumentar a coordenação e a flexibilidade, os exercícios cerebrais ideais envolvem a ativação de muitas *áreas diferentes do cérebro*, de novas maneiras, para ampliar o alcance da ação mental. Por exemplo, um exercício como a natação torna o corpo mais apto em geral, capaz de fazer *qualquer* exercício. Da mesma forma, a Neuróbica torna o cérebro mais ágil e flexível. Assim, você pode assumir *qualquer* desafio mental, seja de memória, desempenho de tarefa ou criatividade. Isso acontece porque a Neuróbica usa um método baseado na maneira como o cérebro funciona, não apenas em como fazer o cérebro funcionar.

A BASE CIENTÍFICA DA NEURÓBICA

A Neuróbica é uma síntese de novas e importantes informações sobre a organização do cérebro, como ele adquire e mantém informações, e como certas atividades cerebrais produzem os nutrientes naturais do cérebro. Esses avanços incluem:

1. O córtex cerebral, que é a sede do aprendizado no cérebro e consiste em um número inesperadamente grande de áreas diferentes, cada uma especializada em receber, interpretar e armazenar as informações que vêm dos sentidos. O que você experimenta através dos sentidos não se concentra em uma única parte do cérebro.

2. As áreas do córtex cerebral são ligadas por centenas de circuitos neurais diferentes, capazes de armazenar memórias em combinações quase ilimitadas. Como o sistema é tão complexo e o número de possíveis combinações de circuitos cerebrais tão vasto, empregamos apenas uma pequena fração das combinações possíveis.

3. O cérebro tem uma profusão de moléculas específicas – as neurotrofinas – que são produzidas e segregadas pelas células nervosas para agirem como uma espécie de nutriente cerebral. São essas moléculas que promovem a saúde das células nervosas e das sinapses.[6]

4. A quantidade de neutrotrofinas produzida pelas células nervosas – e a forma como as células nervosas reagem às neurotrofinas produzidas por outras células nervosas – é regulada pela própria atividade das células. Em outras palavras, quanto mais ativas são as células do cérebro, mais produzem moléculas que estimulam seu crescimento e melhor reagem.[7]

5. Tipos específicos de estimulação sensorial, em particular as experiências fora da rotina, que produzem novos padrões de atividades nos circuitos nervosos, podem produzir quantidades maiores dessas moléculas que estimulam o crescimento.[8]

CAPÍTULO II

COMO O CÉREBRO FUNCIONA

O cérebro recebe, organiza e distribui informações para orientar nossas ações. Também arquiva informações importantes para uso futuro. Os problemas que associamos com o envelhecimento – esquecimento, não se sentir "alerta" ou ter dificuldade para aprender coisas novas – envolvem o córtex cerebral e o hipocampo.

O CÓRTEX

O CENTRO DA FUNÇÃO SUPERIOR DO CÉREBRO

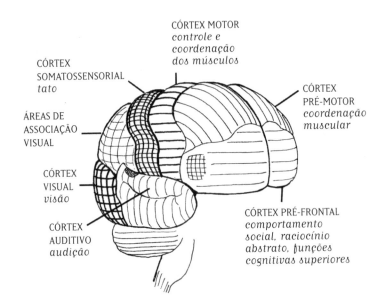

CÓRTEX MOTOR
controle e coordenação dos músculos

CÓRTEX SOMATOSSENSORIAL
tato

ÁREAS DE ASSOCIAÇÃO VISUAL

CÓRTEX PRÉ-MOTOR
coordenação muscular

CÓRTEX VISUAL
visão

CÓRTEX AUDITIVO
audição

CÓRTEX PRÉ-FRONTAL
comportamento social, raciocínio abstrato, funções cognitivas superiores

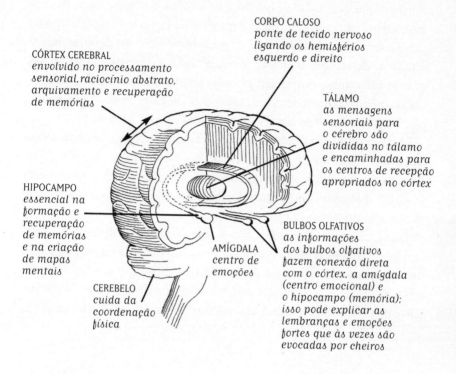

CÓRTEX CEREBRAL
envolvido no processamento
sensorial, raciocínio abstrato,
arquivamento e recuperação
de memórias

CORPO CALOSO
ponte de tecido nervoso
ligando os hemisférios
esquerdo e direito

TÁLAMO
as mensagens
sensoriais para
o cérebro são
divididas no tálamo
e encaminhadas para
os centros de recepção
apropriados no córtex

HIPOCAMPO
essencial na
formação e
recuperação
de memórias
e na criação
de mapas
mentais

BULBOS OLFATIVOS
as informações
dos bulbos olfativos
fazem conexão direta
com o córtex, a amígdala
(centro emocional) e
o hipocampo (memória):
isso pode explicar as
lembranças e emoções
fortes que às vezes são
evocadas por cheiros

AMÍGDALA
centro de
emoções

CEREBELO
cuida da
coordenação
física

O córtex é a parte do cérebro responsável pelas faculdades da memória, linguagem e pensamento abstrato. O hipocampo coordena o recebimento das informações sensoriais que vêm do córtex, organizando-as em memórias. Os circuitos do córtex e do hipocampo são projetados para formar vínculos (ou associações) entre diferentes representações sensoriais do mesmo objeto, evento ou comportamento.

O CÓRTEX CEREBRAL E O HIPOCAMPO

A maioria das imagens do cérebro mostra o córtex cerebral com profundos sulcos e dobras: uma fina camada de células (a espessura não vai além de vinte páginas deste livro), envolvendo as partes do "núcleo" do cérebro, como a casca de uma laranja. Embora fino, o córtex é muito grande (estendido, cobriria toda a página de um jornal) e contém uma quantidade espantosa de células nervosas, cerca de cem milhões em cada seis centímetros quadrados. E, embora o córtex possa parecer uma camada uniforme, na verdade consiste em dezenas, talvez centenas, de regiões menores, especializadas (algumas tão pequenas quanto uma unha, outras tão grandes quanto um cartão de crédito). Cada um dos sentidos tem suas áreas corticais específicas – por exemplo, há pelo menos 30 áreas especializadas apenas na visão.

O processamento das informações que chegam dos nossos sentidos envolve uma rede de muitas regiões menores. Além disso, outras regiões do córtex especializam-se na integração de informações de dois ou mais sentidos diferentes (por exemplo, quando você ouve um som, sabe para onde olhar).

Essas centenas de regiões são ligadas pelo equivalente a fios no cérebro: filamentos delgados chamados *axônios* (cada um com apenas um centésimo da espessura de um fio de cabelo humano) que se estendem das células nervosas e conduzem impulsos elétricos de uma parte do cérebro para outra. Cada região cortical envia e recebe milhões

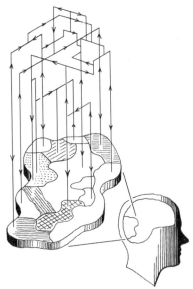

ÁREAS VISUAIS DO CÓRTEX
Há 30 áreas especializadas só no córtex visual: cada área se liga (comunica) com as vizinhas (mostradas aqui de uma forma simplificada). Um diagrama realista mostraria mais de 200 ligações.

de impulsos de dezenas de outras regiões corticais através desses axônios. O cérebro contém literalmente centenas de quilômetros desses fios. Assim, o córtex cerebral parece uma teia intrincada, cada região ligada direta ou indiretamente a outras regiões. Algumas dessas conexões são entre áreas que processam informações similares, como as 30 áreas envolvendo a visão, enquanto outras conexões são entre áreas diferentes, como as do tato e do olfato. É a rede de circuitos entre regiões corticais que fazem muitas coisas diferentes o que permite ao córtex ser tão eficiente na formação de associações.

Como o córtex, o hipocampo desempenha um papel importante na formação de associações. Os sentidos não param de inundar o cérebro com informações, algumas vitais, mas muitas sem importância. Você não precisa lembrar o rosto de todas as pessoas com quem cruza na rua, mas quer reconhecer alguém a quem acaba de ser apresentado numa festa do escritório. Para evitar a sobrecarga de informações decorrente da necessidade de se lembrar de coisas demais, o hipocampo peneira o fluxo de informações que vem do córtex, escolhendo as que vai guardar e as que vai descartar. Em outras palavras, o hipocampo funciona como uma central de informações, determinando o que será arquivado na memória de longo prazo. Mais tarde, quando solicitado, ele recupera a informação. Acredita-se que a decisão do hipocampo de armazenar uma memória baseia-se em dois fatores: se a informação tem significado emocional ou se está relacionada a alguma coisa que já sabemos.

O hipocampo é também vital para se fazer mapas mentais, permitindo-nos lembrar coisas como o lugar em que estacionamos o carro ou como ir de casa para o trabalho. Animais que tiveram o hipocampo removido não podem aprender nem lembrar os labirintos mais simples.

A maioria dos problemas que causam deficiências mentais envolve o córtex cerebral ou o hipocampo. Assim, para manter a capacidade mental ideal, é preciso exercitar essas partes do cérebro, a fim de que funcionem o melhor possível. E o que elas fazem melhor é formar associações entre os diferentes tipos de informações que recebem.

ASSOCIAÇÕES: COMO APRENDEMOS

As associações são representações de eventos, pessoas e lugares que se formam quando o cérebro decide ligar diferentes tipos de informações, sobretudo se a ligação pode ser útil no futuro. A matéria-prima para as associações se origina primariamente nos cinco sentidos, mas também pode ter origens emocionais ou sociais. O cérebro leva em conta várias coisas diferentes ao decidir se deve fazer essas conexões mentais. Por exemplo, se alguma coisa proporciona informações a dois ou mais sentidos quase ao mesmo tempo – o aspecto, cheiro e gosto de um *cheeseburger* –, o cérebro vai ligar as sensações de uma maneira quase automática. Na essência, este é o nosso processo básico de aprendizado.

Encontramos o exemplo clássico de vínculo associativo, muitas vezes ensinado nos cursos de introdução à psicologia, nas experiências com cachorros de Ivan Pavlov. Os cachorros normalmente salivam à vista de comida. Todos os dias, na hora de alimentar os cachorros, Pavlov tocava uma campainha. Depois de alguns dias, o simples toque da campainha fazia os cachorros salivarem, mesmo que não houvesse comida.

Os cachorros faziam uma associação – uma conexão dentro do cérebro – de que um determinado estímulo sensorial (o toque da campainha) significava comida. Por isso, o mero som da campainha fazia o cérebro instruir as glândulas salivares a se aprontarem para a comida. Seres humanos e animais podem formar vínculos semelhantes entre quase todos os tipos de informações sensoriais.

É evidente que os seres humanos são capazes de um aprendizado muito mais sofisticado e abstrato que não está tão estreitamente ligado a estímulos externos (como campainhas) ou recompensas externas (como comida). Veja o aprendizado de uma língua, por exemplo. Um bebê aprende a falar pela associação de um conjunto determinado de sons com um certo comportamento, pessoa ou objeto (uma recompensa explícita pode ou não estar presente).

A partir do momento em que são formadas, essas associações permanecem no cérebro, como memórias de longo prazo a que se pode ter acesso pela simples experiência do estímulo original. É sem dúvida espantoso quando se pensa a respeito: um certo tipo de experiência sensorial pode mudar para sempre os circuitos em uma parte do seu cérebro!

A maior parte do que aprendemos e lembramos baseia-se na capacidade do cérebro para formar e recuperar associações, da mesma maneira como os cachorros de Pavlov aprenderam que uma campainha significava comida. Por exemplo, quando você pega uma rosa: seu *cheiro* ativa as partes olfativas do córtex, a imagem da rosa ativa as áreas *visuais* e as pétalas macias ou espinhos afiados ativam as seções do *tato*. Todas essas sensações diferentes fazem com que as células nervosas em muitas áreas diferentes do córtex sejam ativadas ao mesmo tempo, num padrão determinado, reforçando algumas das ligações entre essas áreas.

Se você apenas vê uma rosa, ativa somente um pequeno número de circuitos neurais (flechas em negrito, segmento esquerdo) dentro do córtex visual.

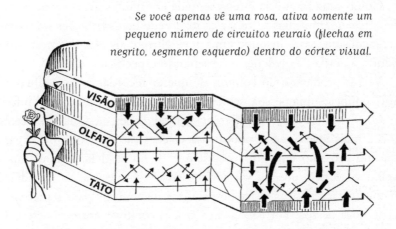

Mas se você cheira, toca e vê uma rosa, ativa um número muito maior de circuitos diretos e indiretos entre as áreas olfativa, visual e tátil (acima, segmento direito). Esses vínculos associativos entre os sentidos ajudam na recordação.

Depois que isso acontece, qualquer coisa que ativa apenas parte da rede vai ativar também todas as áreas do cérebro que têm representações de uma rosa. Alguém lhe entrega uma rosa. Enquanto a segura, você pode se lembrar de seu primeiro aniversário de casamento, quando recebeu uma dúzia de rosas, o que faz lembrar do primeiro apartamento em que morou, naquele prédio horrível, com o elevador sempre enguiçado. Ou o perfume da rosa faz lembrar do jardim de tia Harriet, onde você brincava com sua prima Arnie, que agora mora na Califórnia, o que o faz lembrar que precisa telefonar para ela – todos os tipos de memórias resultam de um único estímulo.

MEMÓRIA

Os programas destinados ao exercício do cérebro ignoravam esse poderoso caminho associativo para formar e recuperar memórias. A Neuróbica procura acessá-lo fornecendo ao córtex a matéria-prima que criará novas e vigorosas associações.

Como cada memória é representada em muitas áreas corticais diferentes, quanto mais forte e rica for a rede de associações ou representações que você instalou em seu cérebro, mais este fica protegido contra a perda de qualquer representação específica.[1]

Veja o problema tão comum de querer recordar nomes. Quando você conhece uma pessoa, seu cérebro liga um nome a algumas informações sensoriais, como a aparência visual da pessoa. Quando o cérebro é mais jovem, essas poucas associações são bastante fortes para que no próximo encontro você lembre o nome dela. Quanto mais velho você fica, porém, vai conhecendo mais pessoas, o que deixa menos características visuais específicas disponíveis para representar cada nova pessoa. Por isso, as ligações associativas entre características visuais e nomes são mais frágeis. Agora, imagine fechar os olhos quando conhece alguém. As outras informações sensoriais, além da visão, tornam-se muito mais importantes como base para formar as associações necessárias à recordação do nome: a sensação da mão da pessoa, seu cheiro, sua voz.

Agora, você ligou o nome de alguém não apenas a uma ou duas associações, mas pelo menos a quatro. Se o acesso a um circuito associativo está parcialmente bloqueado ("Puxa, tenho certeza de que conheço essa pessoa!"), você pode recorrer às associações baseadas nos outros sentidos e contornar o obstáculo. Adotar como estratégia formar associações multissensoriais quando o cérebro ainda se encontra

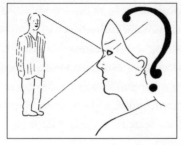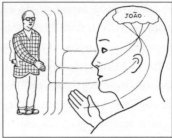

Recordação de nome: Se você usa apenas a visão quando conhece alguém, tem menos probabilidade de recordar seu nome. Se, por outro lado, você usa todos os sentidos, terá muito mais associações – "cabelos ralos, meia-idade, óculos, mão um pouco úmida, roupas amarrotadas fedendo a cigarro, voz rouca" – para lembrar o nome.

no auge do seu desempenho ou bem perto dele – aos 40 e 50 anos – constrói uma barreira contra a perda inevitável da capacidade de processamento, numa etapa posterior de sua vida. Se sua rede de associações é muito grande, é como ter uma malha firme e estreita em que a perda de alguns fios não fará grande diferença.

Essas representações multissensoriais para tarefas como recordar nomes sempre estiveram à sua disposição. Desde cedo, no entanto, seu cérebro estabeleceu uma rotina que serviu para conhecer pessoas, baseada primariamente nas indicações visuais. Uma parte importante da estratégia da Neuróbica é ajudá-lo a "ver" de outras maneiras, usando os outros sentidos, para aumentar o número e extensão de associações que você faz. Quanto maior sua "rede de segurança", maiores suas possibilidades de resolver um problema ou enfrentar um desafio, simplesmente porque você tem mais caminhos disponíveis para chegar a uma conclusão.

Na maioria das ocasiões, os adultos não aproveitam o vasto potencial do cérebro para associações multissensoriais. Pense num bebê encontrando um chocalho. Ele vai olhá-lo atentamente, pegá-lo, envolvê-lo com os dedos, sacudi-lo, prestar atenção ao som que ele produz. Depois é bem provável que ponha o chocalho na boca para provar, senti-lo com a língua e os lábios. O cérebro em rápido crescimento da criança usa todos os sentidos para desenvolver a rede de associações que se tornará sua memória do chocalho.

Agora, pense em você encontrando um chocalho no chão. É mais do que provável que apenas o olhe e catalogue no mesmo instante: "É um chocalho." O importante é que uma criança está sempre explorando a capacidade do cérebro para fortalecer e aumentar as conexões entre suas muitas regiões – ao cheirar, tocar, ouvir, sentir o gosto e ver –, produzindo uma teia sempre crescente de associações e de atividade neural.

Os adultos perdem essa experiência multissensorial de novas associações e de envolvimento sensorial porque tendem a se basear demais em apenas um ou dois sentidos. À medida que ficamos mais velhos, descobrimos que a vida é mais fácil e menos estressante quando é previsível. Por isso, tendemos a evitar novas experiências e desenvolvemos rotinas em torno do que já sabemos e com o que nos sentimos à vontade. Ao fazer isso, as oportunidades que temos para formar novas associações ficam reduzidas a um nível abaixo do que seria ideal para manter o cérebro em plena forma.

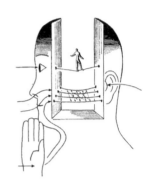

Informações sensoriais simultâneas criam uma "rede de segurança" neural que retém os eventos para acesso futuro.

AS ROTINAS PODEM EMBOTAR O CÉREBRO

Você pode estar lendo isto e pensando: "Levo uma vida bastante ativa e meu cérebro parece muito estimulado. Tenho minhas rotinas, é claro, mas não deixo de assistir a filmes novos, ouvir novas canções no rádio, ver televisão ou conhecer outras pessoas."

A verdade, porém, é que a maioria das pessoas passa pela vida adulta empenhada numa série de rotinas excessivamente invariáveis. Pense em sua semana média ou em sua vida no dia a dia. O café da manhã, a ida e volta do trabalho, as funções na empresa, o almoço, o jantar, os mesmos programas de televisão, os encontros com amigos uma semana depois da outra. O que você faz de diferente? E o que dizer de coisas como fazer compras e arrumar a casa? É surpreendente constatar como nossa vida cotidiana é realmente previsível e livre de surpresas. Em consequência, exploramos muito pouco a capacidade do cérebro de fazer novas associações.

Cabe ressaltar que as rotinas não são necessariamente ruins. As pessoas criaram rotinas porque até pouco tempo atrás o mundo era imprevisível e procurar comida e abrigo constituía uma atividade repleta de risco e perigo. Depois que fontes confiáveis de comida, água e abrigo foram descobertas, era mais do que justo continuar com os mesmos padrões que permitiam obter essas coisas com um mínimo de risco. Descobrir e praticar rotinas bem-sucedidas num mundo imprevisível garantia a sobrevivência.

Mas no final do século XX, em nossa classe média, essa imprevisibilidade desapareceu quase que por completo para uma boa parcela da população. A comida está disponível no supermercado mais próximo, a água corre da torneira, as casas são resistentes a tempestades e ventanias, aquecidas ou refrigeradas, ignorando a temperatura externa. Os remédios modernos evitam ou controlam a maioria das doenças comuns. Contamos até com o fato de que nossos programas de televisão prediletos são transmitidos nos mesmos horários, todas as semanas.[2]

Que consequências essa previsibilidade traz para nosso cérebro? Como os comportamentos de rotina são quase subconscientes, costumam ser efetuados com um mínimo de energia cerebral e *proporcionam pouco exercício para o cérebro*. O poder do córtex de formar novas associações é altamente subutilizado.

Se você vai a pé ou de carro para o trabalho sempre pelo mesmo caminho, todos os dias, usa os mesmos circuitos do cérebro. As ligações neurais entre áreas do cérebro necessárias para fazer esse percurso tornam-se fortes. E as outras ligações com áreas que inicialmente eram ativadas quando o caminho era novo – como uma nova vista, cheiro ou som ao virar uma esquina – vão se tornando mais fracas à medida que a viagem vira uma rotina. Ou seja, você se tornou muito eficiente para ir do ponto A ao ponto B, mas conseguiu isso à custa do seu cérebro. Perdeu as oportunidades para a novidade e o tipo de associações diversificadas e multissensoriais que proporcionam um bom exercício ao cérebro.

O CÉREBRO TEM FOME DE NOVIDADE

O cérebro humano está preparado, em termos de evolução, para procurar e reagir ao que é inesperado ou inusitado, como novas informações absolutamente inéditas vindas do mundo exterior. É o que estimula o cérebro. Ao reagir à novidade, a atividade cortical aumenta em mais e variadas áreas do cérebro.[3] Isso fortalece as conexões sinápticas, liga áreas diferentes em novos padrões e acelera a produção de neurotrofinas.

Mas, se basta *aumentar* a atividade no cérebro para levar ao aumento da produção de neurotrofinas, então ouvir mais música (ou mesmo mais barulho), ver mais televisão ou receber uma massagem – tudo o que estimula os órgãos sensoriais levaria a uma saúde cerebral melhor. Mas, assim como acontece com a repetição das mesmas atividades rotineiras, essa estimulação passiva dos sentidos não funciona como um exercício cerebral. A Neuróbica não é passiva nem rotineira. Usa os sentidos de maneiras diferentes, a fim de romper as rotinas cotidianas.

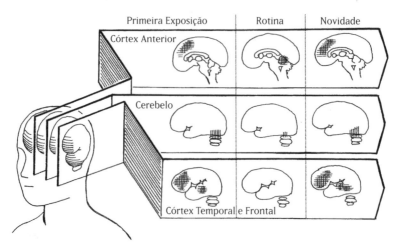

Tomografias cerebrais computadorizadas de três cortes verticais do cérebro mostram que muito mais circuitos são ativados (mostrados nas linhas cruzadas) quando o cérebro processa uma tarefa nova do que uma rotineira. Durante a tarefa rotineira (coluna do meio) não há aumento de atividade no córtex anterior, cerebelo ou córtex frontal.

Os cinco sentidos são os portões através dos quais o cérebro entra em contato com o mundo exterior. Dependemos primariamente dos sentidos da visão e audição porque nos revelam no mesmo instante muita coisa sobre o ambiente ao redor. Os outros sentidos – olfato, paladar e tato – são usados com menos frequência e de maneira menos óbvia. Para compreender isso melhor, feche os olhos e tente atravessar uma sala. O mundo ao seu redor vai mudar de uma maneira radical. Os sons, os cheiros e as memórias espaciais de seu ambiente físico afloram no consciente. Com a visão bloqueada, o sentido do tato passa a ter de repente uma grande importância. Circular até mesmo por um ambiente familiar vira um grande desafio, e seu cérebro entra em estado de alerta.

O cérebro possui uma vasta rede de circuitos baseados na informação visual. É por isso que a maioria das experiências cotidianas é orientada para o apelo visual. Em revistas, televisão, cartazes de rua, as empresas usam associações visuais para estimular as decisões de compra. Num mundo cada vez mais dominado por embalagens de plástico e artigos desodorizados, os esforços exigidos dos outros sentidos, como tato e olfato, diminuem cada vez mais – muito mais do que temos consciência.

As informações e associações baseadas no olfato já foram muito mais relevantes do que são hoje. Um sentido de olfato aguçado era

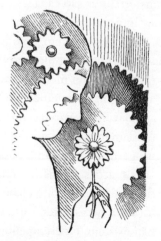

vital para a sobrevivência. Os nativos americanos podiam seguir animais pelo cheiro, os agricultores podiam sentir pelo olfato quando uma mudança no tempo estava prestes a ocorrer, o cheiro era importante para se ter certeza que os alimentos podiam ser ingeridos com segurança e os médicos até usavam o sentido do olfato para diagnosticar doenças. Hoje, a menos que você tenha um trabalho muito especial – como criar novas essências –, os aromas em geral funcionam como máscaras (é por isso que usamos deso-dorantes e perfumes).

Apesar da diminuição de sua participação na vida cotidiana, no entanto, o sentido do olfato desempenha um importante papel na memória. As associações baseadas em odores formam-se rapidamen-te e persistem por muito tempo, ao contrário das que se baseiam nos outros sentidos. O sistema olfativo é o único sentido que tem cone-xões diretas com o córtex, o hipocampo e outras partes do sistema límbico envolvidas no processamento de emoções e armazenamento de memórias. É por isso que aromas como o de pão fresco ou de uma flor, um tempero ou perfume determinado podem desencadear rea-ções emocionais que estimulam a memória, fazendo-nos lembrar de eventos relacionados com eles. Por exemplo, os corretores imobiliários muitas vezes aconselham a pessoa que quer vender sua casa a prepa-rar algum prato saboroso no forno quando for receber um potencial comprador. E, se você assistiu ao filme *Perfume de mulher*, vai lembrar como o personagem cego de Al Pacino podia invocar associações com-plexas baseado apenas no olfato.

O SEXTO SENTIDO: EMOÇÃO

Os pesquisadores estão descobrindo que os circuitos do cérebro para as emoções são tão tangíveis quanto os circuitos para os sentidos. Técnicas avançadas de produção de imagens cerebrais são capazes de registrar isso.[4] Também já está evidente, por inúmeros estudos, que a capacidade da pessoa de lembrar alguma coisa depende em grande parte do contexto emocional.[5] Como já dissemos antes, o hipocampo tem mais probabilidade de arquivar uma informação na memória de longo prazo se essa informação possui um significado emocional de maior peso. É por isso que as emoções agradáveis, através das inte-rações sociais, constituem uma estratégia fundamental da Neuróbica.

As interações com outras pessoas são um gatilho importante para as reações emocionais. Além disso, como as situações sociais são em geral imprevisíveis, há mais probabilidade de resultarem em atividades fora da rotina. A maioria das pessoas possui uma necessidade forte e intrínseca dessas interações. Quando elas não existem, o desempenho mental declina. À medida que ficamos mais velhos, nossos círculos sociais tendem a encolher. Por isso, um aspecto importante dos exercícios de Neuróbica é encontrar oportunidades para interagir com outras pessoas. Isso não apenas desperta nosso interesse, ajudando-nos a lembrar coisas, mas também, como os estudos sobre envelhecimento da Fundação MacArthur demonstraram, as próprias interações sociais têm efeitos positivos sobre a saúde geral do cérebro.[6]

O ritmo e a estrutura da vida moderna reduziram o número e intensidade de nossas interações sociais cotidianas, assim como os confortos modernos nos privaram dos benefícios de muitas estimulações sensoriais. Você lembra do tempo em que pegar dinheiro no banco exigia que se falasse com alguém, em vez de apertar botões num caixa automático? E a diversão de uma noite era sair de casa para ir ao cinema no meio de uma multidão, em vez de alugar um vídeo e ficar sentado sozinho diante da televisão? O computador e a internet nos isolaram ainda mais de inúmeros contatos pessoais.

Há provas incontestáveis hoje de que sair para o mundo real, onde você usa todos os sentidos, inclusive os importantes "sentidos" emocional e social, é essencial para um cérebro saudável e uma memória ativa – sobretudo à medida que envelhecemos.

◆◆◆

O objetivo da Neuróbica e dos exercícios apresentados a seguir é lhe proporcionar uma maneira equilibrada, confortável e agradável de estimular seu cérebro.

Como já mostramos, a Neuróbica é um programa com base científica para ajudá-lo a modificar seu comportamento, introduzindo o inesperado em seu cérebro e mobilizando a ajuda de *todos* os seus sentidos ao longo do dia. Um cérebro ativo é um cérebro saudável, ao passo que um cérebro inativo vai perdendo sua capacidade. Ou, em palavras mais simples: "Use-o ou perca-o."

ATÉ QUE PONTO AS "DROGAS MILAGROSAS" E AS DIETAS SÃO EFICIENTES?

O progresso da neurociência também tem produzido drogas promissoras para o tratamento de graves problemas do cérebro, como as doenças de Alzheimer e de Parkinson. Mas, numa sociedade guiada pelo lema de "uma pílula para cada doença", um subproduto desse progresso é a crescente demanda por medicamentos ou suplementos dietéticos que interromperiam o declínio da capacidade mental ou melhorariam seu desempenho.

A mídia sempre divulga novas pílulas que favorecem a memória e recuperam a capacidade do cérebro. Sim, há drogas que aumentam as sinapses cerebrais, e algumas podem melhorar a memória a curto prazo. Mas há riscos desconhecidos em seu uso. (Lembram os efeitos colaterais negativos nos atletas que tomavam esteroides para melhorar o desempenho físico?) Além disso, seus efeitos são apenas de curto prazo, logo, precisam ser tomadas continuamente.

Se houvesse uma droga para aumentar o desempenho mental, ela de nada adiantaria se você não exercitasse o cérebro. Seria como tomar um desses *shakes* com alto teor de proteínas e não fazer qualquer exercício físico.

Há também quem afirme que o desempenho do cérebro pode ser aumentado ou preservado tomando certas vitaminas ou minerais existentes nos extratos de algumas plantas. É certo que uma dieta equilibrada e exercício físico são importantes para manter um cérebro saudável, mas não há prova científica irrefutável dos benefícios dessas substâncias para a memória.

O caminho mais prudente para a saúde cerebral é usar a capacidade do cérebro de produzir seus próprios nutrientes. Assim, as neurotrofinas e moléculas semelhantes serão geradas nos lugares e nas quantidades certas, sem efeitos colaterais.

CAPÍTULO III

COMO A NEURÓBICA FUNCIONA

Não há nada de mágico na Neuróbica. A magia está na extraordinária capacidade do cérebro de converter certos tipos de atividade mental em autoajuda. Felizmente para todas as pessoas que têm uma vida movimentada, não há necessidade de encontrar um tempo ou lugar especial para realizar os exercícios neuróbicos. A vida cotidiana é a academia da Neuróbica cerebral. Ela exige que você faça duas coisas que pode estar negligenciando em seu estilo de vida: experimentar o inesperado e mobilizar a ajuda de *todos* os seus sentidos ao longo do dia.

Quantas vezes começamos um programa de exercícios e acabamos desistindo por falta de motivação ou por não encontrarmos tempo para realizá-lo? É por isso que os exercícios neuróbicos são projetados para se ajustarem ao que você faz num dia comum: levantar, ir para o emprego, trabalhar, fazer compras, comer, relaxar. Assim como os endocrinologistas aconselham que, em vez de adotarem as dietas da moda, é melhor as pessoas mudarem seus hábitos alimentares, a Neuróbica propõe a adoção de um novo *estilo de vida*, não um curso intensivo ou uma solução rápida. Basta efetuar pequenas mudanças em seus hábitos diários para transformar as rotinas cotidianas em exercícios para o "desenvolvimento da mente". É o equivalente a melhorar sua condição física usando a escada em vez do elevador, indo até o mercado a pé em vez de pegar o carro. A Neuróbica não vai lhe devolver um cérebro de 20 anos, mas pode ajudá-lo a acessar o arquivo de memórias e experiências que um jovem de 20 anos não possui. E pode ajudá-lo também a manter seu cérebro vivo, mais forte e em melhor forma à medida que você vai ficando mais velho.

Muitos exercícios neuróbicos desafiam o cérebro ao reduzir sua dependência da vista e audição, estimulando os sentidos menos usados do olfato, tato e paladar a desempenharem um papel mais proeminente nas atividades diárias. Ao fazer isso, circuitos quase nunca ativados da rede associativa de seu cérebro são utilizados, aumentando a flexibilidade mental.

O QUE FAZ COM QUE UM EXERCÍCIO SEJA NEURÓBICO?

No decorrer do dia, seu cérebro é ativado pelos sentidos a todo instante. Você se depara sempre com novos estímulos. Por que essas atividades não são neuróbicas? O que há nas atividades específicas aqui sugeridas que as torna neuróbicas?

Para começar, nem tudo que é novo provoca o tipo necessário de estimulação das células nervosas para ativar novos circuitos cerebrais e aumentar a produção de neurotrofinas. Por exemplo, se você normalmente escreve com caneta, mas um dia opta por escrever tudo a lápis, quebrou sua rotina e está fazendo algo novo. Mas uma mudança tão pequena não acarretaria uma nova e importante associação sensorial. Não seria suficiente para engajar os circuitos exigidos e dar ao seu cérebro um exercício realmente eficaz.

Compare isso com a decisão de escrever com a outra mão. Se você é destro, controlar uma caneta é normalmente a responsabilidade do córtex do lado esquerdo do seu cérebro. Quando você se empenha em escrever como um canhoto, a vasta rede de conexões, circuitos e áreas do cérebro envolvida em escrever com a mão esquerda – quase nunca usada – é agora ativada, no lado direito do cérebro. Subitamente, o cérebro é confrontado com uma nova tarefa absorvente, desafiadora e potencialmente frustrante.

Sendo assim, quais são as condições que fazem com que um exercício seja neuróbico? Deve ter *um ou mais* dos seguintes elementos:

1. ENVOLVER UM OU MAIS DOS SEUS SENTIDOS NUM NOVO CONTEXTO.

Ao reprimir o sentido que você normalmente usa, obrigue-se a contar com os outros sentidos para realizar uma tarefa comum. Por exemplo:
- Vista-se para o trabalho com os olhos fechados.
- Faça uma refeição com a família em silêncio.

Ou combine dois ou mais sentidos de maneiras pouco usuais:
- Escute uma música determinada enquanto aspira uma fragrância específica.

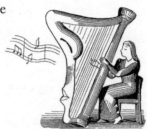

2. CONCENTRAR SUA ATENÇÃO.

Para se destacar dos eventos cotidianos normais e fazer seu cérebro entrar em alerta, uma atividade deve ser excepcional, divertida, despertar suas emoções, ou ter um significado pessoal.
- Vire as fotos que estão em sua mesa de cabeça para baixo.
- Leve seu filho, cônjuge, pai ou mãe para passar o dia no escritório com você.

3. TRANSFORMAR UMA ATIVIDADE ROTINEIRA EM ALGO INESPERADO E INCOMUM.

(A novidade por si mesma não é altamente neuróbica.)
- Escolha um caminho diferente para chegar ao trabalho.
- Faça compras numa feira livre em vez de ir ao supermercado.

O QUE ACONTECE NO CÉREBRO COM A NEURÓBICA

Vamos examinar de novo o exemplo apresentado no início do livro: Jane voltando do trabalho e entrando em seu apartamento. Só que agora vamos examinar o que acontece em seu cérebro para fazer com que esses poucos minutos de seu dia se tornem um exercício neuróbico.

Jane abriu a bolsa e procurou as chaves do apartamento. Em geral guar-

dava as chaves no compartimento externo da bolsa, mas não estavam ali hoje. "Será que as esqueci?! Não... estão aqui." Ela tateou as chaves, para encontrar a que abria a porta da frente.

As chaves de Jane estão no fundo da bolsa, no meio de inúmeros objetos diferentes – caixa dos óculos, batom, lenço de papel –, cada um com textura e formato específicos. Em vez de usar a visão para encontrar logo as chaves, Jane baseia-se agora no sentido do *tato*.

Como entrar no apartamento é importante para ela, os circuitos da atenção e da emoção em seu cérebro estão ativos quando encosta os dedos na superfície dura e lisa do tubo de batom, encontra a maciez do lenço de papel, até identificar as chaves. Em seu cérebro, associações há muito adormecidas estão sendo reativadas entre as áreas do córtex que processam o tato, as áreas na parte visual do córtex que guardam as "imagens" mentais dos objetos e as áreas do cérebro que mantêm os nomes dos objetos.

Essa reativação faz com que grupos específicos de células nervosas se tornem mais ativos, num padrão que não é comum para Jane. Isto, por sua vez, pode ativar a produção de neurotrofina pelas células, reforçando ou formando outro conjunto de conexões na "rede de segurança" do cérebro.

Teve de tentar duas vezes antes de ouvir o estalido da fechadura.

Em circunstâncias normais, o ato de inserir uma chave na fechadura usa apenas a visão e a "memória motora", um "mapa" inconsciente nas partes do cérebro que controlam os movimentos. É o que nos proporciona uma informação permanente, nos permitindo sentir onde estão as partes do nosso corpo no espaço (o que é chamado de sentido proprioceptivo). Mas desta vez Jane tenta enfiar a chave na fechadura usando o mapa motor em conjunto com o tato, não com a visão. E essa ação fora da rotina faz ativar e reativar conexões nervosas quase nunca usadas, entre o sentido do tato e o sentido proprioceptivo.

Com as pontas dos dedos encostando de leve na parede, ela foi até o pequeno armário embutido no lado direito, abriu-o, pendurou o casaco.

Virou-se devagar e projetou na mente a localização da mesa com o telefone e a secretária eletrônica.

Na maior parte do dia, em quase todas as situações, Jane circula pelo mundo usando a visão como guia. Com o passar do tempo, o sistema visual formou um "mapa" do apartamento em várias partes do cérebro. Os sentidos do tato e audição também estão envolvidos nesses mapas, mas as conexões não visuais raramente são usadas. Hoje, no entanto, Jane usa o tato para produzir uma memória espacial da sala, a fim de circular por ela. Os circuitos do tato que dão acesso aos mapas espaciais, em geral adormecidos, adquirem agora uma importância crítica para realizar essa tarefa simples e com isso efetuam um exercício inesperado. O mesmo acontece com os outros sentidos de Jane.

Com o maior cuidado, seguiu nessa direção, orientando-se pelo contato dos dedos com a poltrona de couro e o perfume das rosas que ganhara no aniversário. Teve a precaução de não esbarrar na mesinha de centro. Esperava que houvesse recados de sua família na secretária eletrônica.

Nesse ponto, o sistema olfativo de Jane funciona a toda para realizar uma coisa que raramente faz: ajudá-la a encontrar seu caminho pelo mundo. O sistema olfativo tem uma linha direta com o hipocampo, a área do cérebro que cria os mapas espaciais do mundo. O perfume das rosas atua em diversos níveis do cérebro. A associação das rosas com seu aniversário, combinada com o importante objetivo emocional de alcançar a secretária eletrônica a fim de ouvir as mensagens da família, faz com que se tornem um forte estímulo emocional. Além disso, Jane está formando uma nova e poderosa associação: não apenas as flores têm um cheiro agradável e fazem você se sentir bem, mas também podem indicar em que parte do seu mundo você se encontra.

Hoje era diferente...

E era mesmo. Ao passar apenas alguns minutos fazendo de uma maneira diferente todas as coisas que normalmente faria ao chegar em casa, Jane acionara literalmente dezenas de novos ou raramente usados circuitos em seu cérebro. As sinapses entre as células nervosas foram reforçadas por essas atividades incomuns e desafiadoras. Ao reagir ao aumento da atividade, algumas células cerebrais de Jane começaram a produzir mais moléculas de crescimento do cérebro, como as neurotrofinas.

Além disso, como resultado do exercício, ocorreu uma pequena mas significativa mudança no cérebro de Jane. Novas associações sensoriais, como a *sensação tátil* da poltrona de couro, tornaram-se parte do vocabulário de seu cérebro quando ela entrou na sala no dia seguinte.

COMO USAR ESTE LIVRO

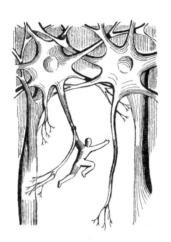

Como o corpo, o cérebro precisa de um equilíbrio de atividades. Felizmente, as rotinas comuns apresentam centenas de oportunidades de ativar seus sentidos de maneiras extraordinárias. Para demonstrar como incorporar a Neuróbica à sua vida, pegamos alguns exemplos de uma variedade de atividades diárias. Para a maioria dos exercícios que vamos indicar, damos uma explicação (em itálico) do que faz com que o exercício que ocorre em seu cérebro seja proveitoso.

Não tente usar os exercícios da Neuróbica em todas as suas atividades ao longo do dia. Em vez disso, escolha uma ou duas coisas que indicamos na relação dos exercícios da Neuróbica: experimente "Começando e Terminando o Dia", hoje, e tente "Ida e Volta do Trabalho", amanhã. Misture e combine exercícios neuróbicos das várias categorias, para não correr o risco de torná-los rotineiros. E continue a fazer suas palavras cruzadas, seus cursos para aprender uma nova língua, a viajar, a encontrar pessoas estimulantes, a desenvolver outros tipos de atividades desafiadoras que exercitam os circuitos cerebrais de maneiras diferentes. Depois que você pegar o jeito, esperamos que comece a inventar seus próprios exercícios – o que também é um exercício da Neuróbica.

Como acontece com qualquer programa de exercícios, é claro que você precisa ter consciência de suas limitações físicas. E, se está seriamente preocupado com suas faculdades mentais, deve consultar um especialista qualificado.

CAPÍTULO IV

COMEÇANDO E TERMINANDO O DIA

Todos nós temos rituais matutinos para, rapidamente e sem pensar, levantar e sair de casa. Essas rotinas fixas permitem que o cérebro opere no piloto automático e seja mais eficiente. E na hora de deitar, depois de um dia de esforço mental e físico, as rotinas também constituem um conforto.

Como as rotinas se encontram tão arraigadas em nossas manhãs e noites, estes são momentos ideais para introduzir alguma novidade a fim de despertar novos circuitos do cérebro.

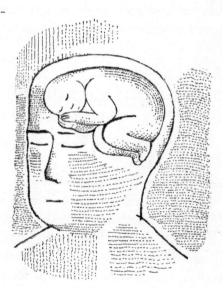

1. ACORDE E SINTA O CHEIRO DE BAUNILHA

Mude sua associação olfativa pela manhã – você em geral acorda com o cheiro de café fresco – providenciando uma coisa diferente, como o aroma de baunilha, limão, hortelã ou alecrim.

Mantenha uma essência de seu aroma predileto num recipiente hermeticamente fechado ao lado da cama por uma semana. Abra assim que acordar. Feche e torne a abrir depois que tomar banho e se vestir.

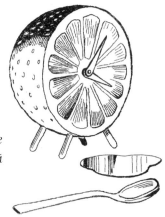

É bem provável que você não consiga se lembrar com precisão quando "aprendeu" a associar o cheiro de café com o começo de um dia. Ao vincular sua rotina da manhã com um novo odor, de maneira sistemática, estará ativando novos circuitos neurais.

2. TOME SEU BANHO DE CHUVEIRO COM OS OLHOS FECHADOS

Localize as torneiras e ajuste a temperatura e o fluxo da água usando apenas o tato. (Verifique se tem um bom equilíbrio antes de tentar isso. Use o bom senso para não se queimar com água quente demais ou se machucar de qualquer outra maneira.) Debaixo do chuveiro, encontre todos os objetos necessários pelo tato. Passe o xampu, ensaboe-se, hidrate o corpo, faça a barba (com barbeador elétrico) e assim por diante, de olhos fechados. É bem possível que suas mãos descubram texturas e contornos variados de seu próprio corpo de que você não tinha consciência quando "via".

Embora seja provavelmente a sugestão da Neuróbica que menos exija tempo e esforço, esse exercício do chuveiro vai despertar o cérebro como está descrito nas páginas 30 a 34.

Variação: Combine os exercícios 2 e 4, separando à noite a roupa que vai usar no dia seguinte (ou pedindo a alguém para fazer isso por você). Com os olhos fechados, usando apenas as associações do tato, ponha a calça ou o vestido, as meias, camisa, sapatos, etc.

3. ESCOVE OS DENTES COM A OUTRA MÃO

Escove os dentes com a mão esquerda, ou direita, se você for canhoto (use-a inclusive para abrir o tubo e colocar a pasta na escova). Você pode trocar de mão em qualquer atividade da manhã, como pentear os cabelos, fazer a barba, aplicar maquiagem, abotoar as roupas, colocar as abotoaduras, comer ou usar o controle remoto da TV.

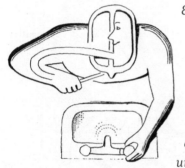

Esse exercício exige que você use o lado oposto do cérebro em vez do lado que normalmente usa. Assim, todos os circuitos, conexões e áreas do cérebro envolvidos no uso da mão dominante ficam inativos, enquanto seus equivalentes no outro lado do cérebro passam a orientar de repente um conjunto de comportamentos dos quais não costumam participar. As pesquisas têm demonstrado que esse tipo de exercício pode resultar numa rápida e substancial expansão dos circuitos nas partes do córtex que controlam e processam as informações táteis da mão.

Variação: Use apenas uma das mãos para realizar tarefas como abotoar a camisa, amarrar o sapato ou se vestir. Para um exercício ainda mais exigente, tente usar apenas a mão não dominante.

Outro exercício que associa circuitos sensoriais e motores pouco usados em seu córtex com uma atividade de rotina é usar os pés para colocar as meias e as roupas de baixo no cesto de roupa suja, ou para pegar os sapatos que vai calçar.

4. UM TOQUE DE CLASSE

Sem olhar, escolha roupas, sapatos e assim por diante, combinando ou contrastando texturas. Por exemplo, use num dia roupas lisas e macias, em outro opte por roupas ásperas. Use não apenas os dedos para sentir a textura, mas também as faces, os lábios e até os pés, pois todos estão equipados com receptores para o tato.

O uso extensivo dos dedos para fazer distinções entre objetos ou texturas causa tanto a expansão quanto novas ligações das áreas do cérebro envolvidas no tato. Isso já foi constatado em macacos treinados para usarem os dedos na obtenção de comida. Também foi observado em imagens do cérebro de pessoas cegas que leem braille.

5. O QUE VOCÊ DISSE?

Use tampões nos ouvidos quando for tomar o café da manhã com a família e experimente o mundo sem som.

Sua esposa ou marido algum dia se queixou de que você "não presta muita atenção"? Se você está envolvido em sua rotina matinal, é bem provável que isso seja verdade. Por causa das rotinas arraigadas, seu cérebro tem uma boa noção do que esperar todas as manhãs. Assim, bastam umas poucas palavras para você entender toda a frase. Além disso, absorvido na leitura do jornal ou ouvindo o noticiário do rádio, você se "desliga" da maioria das outras informações sensoriais.

Bloquear um importante caminho sensorial tapando os ouvidos obriga-o a usar outras indicações para realizar até as tarefas mais simples. como saber quando a torrada ficou pronta ou passar o açucareiro para alguém.

6. INTRODUZA NOVIDADES

Não recomendamos que você tente tudo na mesma manhã, mas pode fazer uma ou duas das seguintes coisas:

- Varie a ordem de sua rotina habitual (por exemplo, vista-se depois do café da manhã).
- Se normalmente toma apenas café com pão, experimente outra coisa, como um mingau de aveia ou um chá.
- Mude a estação de rádio que o acorda todas as manhãs ou ligue a televisão num programa a que nunca assiste. Vai descobrir, por exemplo, em alguns programas infantis, novas facetas de assuntos que lhe pareciam habituais.
- Leve o cachorro para passear por um novo caminho ou explore outros trajetos ao fazer sua caminhada.

Estudos de imagens do cérebro mostram que novas tarefas ativam grandes áreas do córtex, indicando níveis maiores de atividade cerebral em várias áreas distintas. Essa atividade declina quando a tarefa se torna rotineira e automática. O "poder do cérebro" manifesta-se com maior intensidade nas tarefas novas do que nas rotineiras.

7. CRIE UMA SINFONIA SENSORIAL NO BANHO

Ao final do dia, quando quiser se descontrair, experimente alguma coisa relaxante e neuróbica, como tomar um banho quente de banheira. Use uma variedade de estímulos sensoriais, como óleos aromáticos para o banho, sabonetes perfumados, esponjas, escovas, luz de velas, champanhe ou chá, toalhas macias, um creme hidratante. Delicie-se com o desfile de fragrâncias, texturas e iluminação, para criar vínculos entre antigas e novas associações.

Certos odores evocam estados de espírito diferentes (alerta, calma, etc.) em muitas pessoas. Num banho neuróbico, ao combinar um odor específico e/ou uma música com uma atividade agradável e relaxante, você forma uma associação útil de alívio do estresse que pode ser recuperada pelo simples fato de cheirar o perfume ou ouvir de novo a melodia.

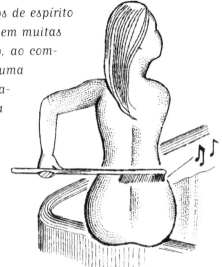

8. PRAZERES AUDITIVOS

Leia em voz alta com seu parceiro. Alternem os papéis de leitor e ouvinte. Pode ser uma maneira mais lenta de ler um livro, mas é uma boa forma de proporcionar uma aproximação, criando um tema de conversa diferente da rotina do dia de trabalho.

Quando lemos em voz alta ou ouvimos alguém ler, usamos circuitos do cérebro muito diferentes dos que são acionados quando lemos em silêncio. Uma das primeiras demonstrações de imagens do cérebro mostrava com toda a nitidez três diferentes regiões do cérebro se iluminando quando a mesma palavra era lida, falada ou ouvida. Por exemplo, ouvir palavras ativa duas áreas distintas nos hemisférios esquerdo e direito do córtex, enquanto falar palavras ativa o córtex motor nos dois lados do cérebro, além de outra parte do cérebro conhecida como cerebelo. Olhar apenas para as palavras só ativa uma área do córtex no hemisfério esquerdo.

9. SEXO: O SUPREMO EXERCÍCIO NEURÓBICO

Muitas das técnicas que sugerimos em outras partes deste livro, como fechar os olhos para intensificar as sensações dos outros sentidos, são uma parte intuitiva da exploração sexual. A novidade – a emoção do novo – desempenha um papel fundamental na excitação sexual. Especialmente nos casamentos que duram há mais tempo, o desafio (e a diversão) ao fazer amor é encontrar meios para que cada vez seja uma aventura diferente.

Usem a imaginação e todos os recursos sensoriais. Usem roupas de cetim, espalhem pétalas de rosa sobre a cama, queimem incenso de lavanda, bebam champanhe, massageiem um ao outro com óleos perfumados, ouçam uma música romântica... e qualquer outra coisa que considerem excitante.

Pensar que uma relação sexual prazerosa também mantém o cérebro vivo é quase bom demais para ser verdade. Mas é isso mesmo: mais do que a maioria das "atividades de rotina", o sexo usa todos os sentidos, além de engajar também os circuitos emocionais do cérebro.

CAPÍTULO V

IDA E VOLTA DO TRABALHO

Usamos mapas mentais para navegar por nossa vida cotidiana. Na meia-idade, já criamos centenas de mapas e podemos recordar com facilidade a disposição de salas e quartos nas casas em que vivemos, as ruas da cidade, redes de estradas, as relações espaciais entre países e continentes. Como perder o senso de direção é desconcertante, e até mesmo assustador, o cérebro dedica muito do seu poder de processamento para formar e interpretar esses mapas mentais.

Os antigos navegantes polinésios não dispunham dos modernos sistemas de orientação marítima. Navegavam pelo Pacífico prestando atenção a indicações multissensoriais, como mudanças sutis nas ondas, o cheiro do mar, os tipos de algas que passavam pela embarcação, a intensidade e direção do vento. Em suma, esses antigos exploradores utilizavam todos os elementos do exercício neuróbico: uma tarefa importante, o uso de todos os sentidos, a formação de novas associações! Hoje são limitadas as oportunidades de exercitar o cérebro na navegação de mares inexplorados. Quase todos os dias, nossas faculdades

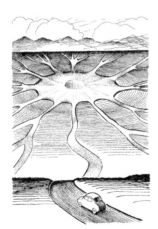

visuais e espaciais são usadas para uma atividade muito mais corriqueira: a ida e volta do trabalho.

Infelizmente, exercemos essa atividade da forma menos neuróbica possível. Ela é previsível, rotineira, entorpece o cérebro. Todos nós já tivemos a experiência de chegar ao trabalho sem ter a menor idéia de como fizemos o trajeto. Na maior parte do percurso, se dirigíamos um carro, ficamos envolvidos por um ambiente que parece um casulo, isolado das imagens, sons e cheiros do mundo exterior... e muitas vezes das outras pessoas também.

Mas, com um pouco de planejamento, a ida e volta do trabalho pode deixar de ser uma atividade passiva e indiferente para transformar-se em outra que fortalece o cérebro. Aqui estão algumas ideias para transformar sua viagem diária num exercício neuróbico.

1. COMECE SEM VER

Se você vai de carro para o trabalho, entre no carro e prepare-se para ligá-lo com os olhos fechados. Usando apenas o sentido do tato e a memória espacial, encontre a chave correta no seu chaveiro, abra a porta do carro, sente-se no banco, prenda o cinto de segurança, enfie a chave na ignição e localize os controles familiares, como o rádio e o limpador de para-brisa.

Como no exemplo de Jane, no capítulo III, o sentido tátil aciona uma memória espacial dos lugares em que estão as coisas através de circuitos cerebrais raramente usados. Fechar os olhos também abre oportunidades para formar associações adicionais — como a sensação detalhada das chaves e o metal frio da fivela do cinto de segurança — que são suprimidas quando você se baseia apenas na visão.

2. DESBRAVE NOVOS CAMINHOS

Siga por um percurso diferente para o trabalho. Se você está guiando e se sentir seguro, abra as janelas como no exercício 4, para ajudar a formar um novo mapa mental. Se for a pé para o trabalho, as possibilidades neuróbicas são ainda maiores.

Em sua viagem rotineira, o cérebro entra no piloto automático com um mínimo de estimulação e exercício. Um percurso diferente ativa o córtex e o hipocampo para integrar as novas paisagens, cheiros e sons que você encontra num novo mapa cerebral.

Num seriado de televisão americano, perguntam a um personagem como ir de Manhattan a Coney Island. Ele se lança numa elaborada descrição do percurso por metrô e ônibus, envolvendo numerosas baldeações em diversos pontos da cidade, com várias alternativas em cada ponto e as consequências de cada opção. A pessoa que fez a pergunta interrompe para indagar: "Não poderia simplesmente pegar a linha D do metrô e ir direto para lá?" Claro que isso era possível. Mas o nosso personagem pensava e vivia em termos "neuróbicos", procurando caminhos alternativos e novas possibilidades, mobilizando os poderes associativos e as faculdades de navegação do cérebro para um pensamento espacial flexível. Seu interlocutor, infelizmente, permanecia aprisionado na rotina.

3. SINTA-SE NO CONTROLE

Estimule os circuitos táteis envolvidos nas rotinas de guiar, passar a mudança e sinalizar usando novos materiais. (É importante que as novas texturas sejam colocadas nos controles, porque isso confere importância à nova informação sensorial: como você precisa guiar com precisão e habilidade, tem de prestar atenção a qualquer coisa envolvida no processo.) Improvise, prendendo (com fita adesiva ou velcro) materiais de texturas diferentes (lixas de vários graus, por exemplo) no volante ou na alavanca da mudança. Compre ou confeccione algumas capas de volante com texturas incomuns, como bolas salientes, pano felpudo, vinil. Use uma capa diferente a cada semana.

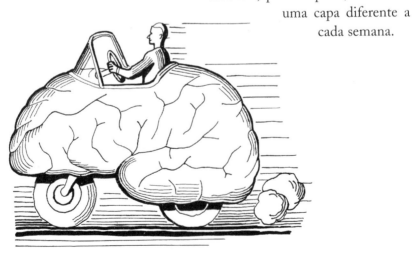

- Considere a possibilidade de trocar de carro com um amigo que tem um veículo diferente (uma van ou jipe, por exemplo).
- Se em geral é você quem dirige, troque de lugar e viaje no banco traseiro, dando a direção para alguém com quem se sinta seguro. Sua perspectiva do percurso é totalmente diferente.

Texturas diferentes produzem padrões de atividade diferentes no córtex cerebral (é por isso que você pode distingui-las). Mas, depois de repetidas exposições à mesma textura, seu cérebro mal presta atenção. Quando você muda as texturas, guiar se torna diferente... e seu cérebro não pode mais usar as suposições com que você está familiarizado para controlar o carro. Além disso, o uso de texturas diferentes para uma atividade como guiar pode ativar outras redes de associações num novo contexto. Você pode acabar descrevendo a ida para o trabalho pela manhã como "áspera", não por causa do trânsito, mas porque foi esse o estímulo tátil que experimentou.

4. JANELAS DE OPORTUNIDADES!

O simples ato de abrir as janelas enquanto guia possibilita a entrada de uma abundância de cheiros – da chuva recente no asfalto, da pipoca de uma carrocinha, da maresia – e de sons – passarinhos cantando, crianças gritando no recreio de uma escola, sirenes distantes – que caracterizam o percurso. Como um antigo navegante, seu cérebro vai começar a formar e recordar associações entre as imagens, sons e odores que encontrar no caminho.

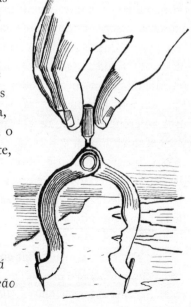

Lembre-se de que o hipocampo está especialmente envolvido na associação

de odores, sons e paisagens para formar mapas mentais. Abrir as janelas do carro fornece mais matéria-prima a esses circuitos.

5. É TEMPO DE PÔR LUVAS

Use luvas grossas ao guiar. Ao embotar o sentido do tato, você é obrigado a se basear nas outras indicações para guiar o carro ou sintonizar o rádio. Uma advertência: só faça isso quando as condições do tempo e do tráfego permitirem.

Além do tato, a pele tem receptores para o calor, frio e pressão intensa. Ao embotar o tato, você aumenta o papel da informação que vem dos receptores de pressão e ativa diferentes circuitos cerebrais envolvidos no ato de guiar.

6. SIGA O SEU NARIZ

Use odores para formar uma associação específica com um lugar. Prepare cinco latas de cheiro com essências diferentes, numeradas de 1 a 5 (ver quadro na página seguinte). Em algum ponto determinado do percurso – quando passar por um certo prédio, uma saída da via expressa, um ponto de referência marcante –, abra e cheire a primeira lata por alguns segundos, criando para aquele lugar uma "etiqueta" olfativa. Criada a associação entre um odor específico e um lugar determinado, a presença do odor ou do lugar vai ativar essa associação. Por exemplo, o cheiro de cravos pode invocar uma imagem mental ou uma referência verbal àquela "grande casa vermelha", que foi como você etiquetou uma construção específica.

No dia seguinte, use outra fragrância para "etiquetar" um lugar diferente no percurso, e assim por diante.

Você pode fazer o mesmo exercício passeando pelas ruas em torno de sua casa ou indo a pé para o trabalho.

Esse exercício cria um "mapa" olfativo em seu cérebro, ligando as áreas cerebrais que o ajudam a percorrer seus percursos com as regiões corticais que interpretam os odores. Fazer associações olfativas com lugares, pessoas, eventos ou coisas é também uma maneira poderosa de reforçar a memória.

COMO FAZER UMA LATA DE CHEIRO

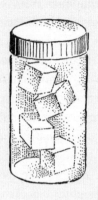

Corte uma esponja doméstica comum em cubos de um centímetro. Reúna uma variedade de líquidos com cheiros diferentes: por exemplo, baunilha, suco de limão, cravos, canela, vinagre, ou extratos de diferentes flores ou ervas do seu jardim ou de uma loja de produtos naturais. Ponha uma gota ou duas do líquido em cada pedaço da esponja e coloque-o numa latinha de filme. Tente fazer pelo menos cinco latas com cheiros diferentes.

Deixe uma lata com a tampa um pouco frouxa ao alcance de sua mão no carro. Abra-a de vez em quando para aspirar o cheiro diretamente. Para um estímulo mais forte e mais prolongado, ponha o pedaço de esponja no duto de ar do carro. Como alguns odores perduram por muito tempo, seja cauteloso com o cheiro que vai usar para isso.

7. O PERFUME DA MÚSICA

Durante o percurso, use aromas para formar novas associações entre cheiros e sons. Em vez de usar uma estimulação visual, este exercício associa uma estimulação auditiva – música – com um odor específico. Comece por escolher uma lata de cheiro (deliberadamente ou ao acaso) e uma canção predileta, num CD ou fita. Abra a lata de cheiro e aspire fundo cada vez que ouvir a canção. Imagine associar a fragrância de pinheiro com uma balada country, lavanda com o primeiro movimento da *Sexta sinfonia* de Beethoven, ou rosas com Nat King Cole. Seja criativo em suas combinações de cheiros e sons: experimente algumas ligações insólitas e descubra que tipos de novas associações afloram em sua mente.

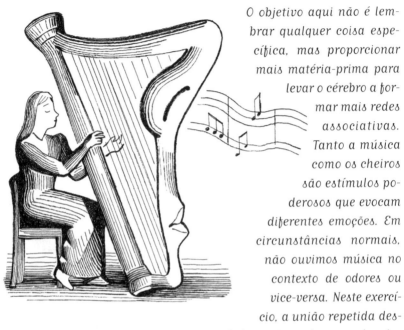

O objetivo aqui não é lembrar qualquer coisa específica, mas proporcionar mais matéria-prima para levar o cérebro a formar mais redes associativas. Tanto a música como os cheiros são estímulos poderosos que evocam diferentes emoções. Em circunstâncias normais, não ouvimos música no contexto de odores ou vice-versa. Neste exercício, a união repetida desses dois estímulos faz com que seu cérebro crie poderosos vínculos entre os dois, aumentando o número de circuitos disponíveis para armazenar ou acessar memórias.

8. O TOQUE DE MIDAS

Ponha um copo cheio de moedas diferentes num lugar do carro ao alcance de sua mão. Ao parar num sinal de trânsito, tente determinar os valores diferentes apenas pelo tato. Se o seu carro está equipado com um porta-moedas, ponha as moedas nas fendas corretas usando apenas o sentido do tato.

Você também pode fazer esse exercício com outros objetos pequenos de tamanhos ou texturas ligeiramente diferentes (vários tamanhos e tipos de parafusos, nozes, brincos ou clipes de papel, quadrados de um centímetro de materiais como couro, cetim, veludo, algodão ou lixas diversas). Tente formar pares de brincos ou abotoaduras, por exemplo.

Como normalmente diferenciamos os objetos pela vista, a capacidade de distinção tátil fica enfraquecida, tal como músculos pouco usados. Usar o tato para distinguir entre objetos com ligeiras diferenças aumenta a ativação das áreas corticais que processam as informações táteis, o que leva a sinapses mais fortes. É o mesmo processo que ocorre com adultos que perdem a visão. Eles aprendem a distinguir as letras em braille porque seu córtex emprega mais circuitos para processar as informações do tato.

9. SEJA SOCIÁVEL

Não perca as muitas oportunidades que você tem de expandir a natureza social da ida e volta do trabalho. Compre o jornal matutino ou vespertino num jornaleiro e comente alguma coisa com ele. Precisa de gasolina? Converse com o frentista.

Acene e sorria ou faça caretas engraçadas para as crianças no banco traseiro do carro à sua frente. Pare num lugar diferente para tomar um café, lave o carro em outro posto, procure um novo estande de flores. Fale sempre com as pessoas nesses locais, sorria para elas.

Pesquisas científicas têm comprovado que a ausência de convívio social causa severos efeitos negativos na capacidade cognitiva geral. Projetos da Fundação MacArthur confirmam que manter atividades sociais e mentais são fatores importantes para a saúde mental.

10. PENSAMENTOS SOLIDÁRIOS

Além de trazer benefícios ecológicos, o sistema de carona solidária proporciona oportunidades para uma interação pessoal estreita, o que constitui uma forma de exercício neuróbico. Se quatro pessoas vão lendo o jornal numa viagem de carona solidária, não existe exercício neuróbico. Mas, se elas aproveitam para manter uma conversa animada, temos aí um ótimo exercício. Por exemplo, conhecemos um grupo de quatro pessoas que sempre vai para o trabalho no mesmo carro. Cada dia uma delas propõe um assunto para discussão, que tanto pode ser um tópico controvertido quanto uma história provocante. Os outros reagem de maneiras diversas.

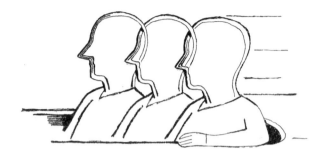

11. DEIXE OS OUTROS GUIAREM

Você pode adaptar muitas das estratégias anteriores à viagem de ônibus, trem, metrô ou até mesmo a pé. Se você vai a pé para o trabalho, mude o percurso, seguindo por ruas ou calçadas diferentes. Ou salte do ônibus antes ou depois do ponto habitual e ande a pé o resto do caminho. Leve uma lata de cheiro e um walkman e experimente o exercício 7 na caminhada.

No trem ou ônibus, feche os olhos e use outras informações, como a velocidade, as curvas no percurso, o som de freios, pessoas embarcando e desembarcando, para visualizar onde se encontra e como é a paisagem lá fora.

Procure interagir com as pessoas ao redor.

Leve uma máquina fotográfica, uma filmadora ou um pequeno bloco de desenho. Há um mundo inteiro além da janela para ser registrado quando não é você quem está dirigindo.

Leia uma coisa inteiramente diferente do que você costuma ler em sua viagem normal. Escolha na banca uma revista de que nunca ouviu falar. Leia os classificados do jornal e imagine o que poderia fazer com as oportunidades que encontra ali.

CAPÍTULO VI

No trabalho

Quase todos nós passamos a metade das horas em que ficamos acordados no trabalho. É também o lugar em que mais tememos perder nossas faculdades cognitivas. O trabalho pode consumir muito poder cerebral, mas a maior parte deste poder se concentra em tarefas específicas – preparar um relatório, fazer um balancete – que normalmente não usam o potencial associativo do cérebro.

Enquanto você está ocupado no trabalho, não precisa de quebra-cabeças ou outros "exercícios" mentais tradicionais para forçar mais ainda o cérebro. Mas pode usar a Neuróbica para proporcionar a si mesmo "pausas mentais" que alongam e flexionam sua mente ao longo do horário de trabalho.

Usaremos o exemplo de um serviço de escritório para indicar as oportunidades neuróbicas que não interferem com os esforços ou a ética do trabalho. Você pode adaptar os exercícios seguintes à sua situação de trabalho.

1. MUDE UM POUCO AS COISAS

Com a exposição e rotina diárias, seu córtex e hipocampo formam um "mapa" espacial de sua mesa, de tal maneira que é preciso pouco esforço mental para localizar o mouse do computador, o telefone, o grampeador, a cesta de papel e outros objetos. Mude tudo de lugar, ao acaso. Aproveite para pôr o relógio no outro pulso.

Mudar a localização de objetos familiares que você normalmente pega sem pensar serve para reativar as redes de aprendizado espacial. As áreas visuais e sensoriais do cérebro voltam a funcionar para reajustar os mapas internos.

Mudar as coisas de lugar não precisa se restringir à sua escrivaninha ou aos móveis. Se o seu horário de trabalho é flexível, altere a ordem em que realiza as tarefas diárias. A primeira coisa que faz pela manhã é verificar a correspondência? Experimente fazer em outro horário. Pode tirar as folgas meia hora mais cedo ou mais tarde? Ou trocar as reuniões regulares da manhã para a tarde? Dentro das restrições de seu trabalho, incorpore um pouco de "desordem".

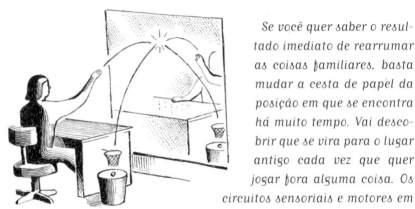

Se você quer saber o resultado imediato de rearrumar as coisas familiares, basta mudar a cesta de papel da posição em que se encontra há muito tempo. Vai descobrir que se vira para o lugar antigo cada vez que quer jogar fora alguma coisa. Os circuitos sensoriais e motores em seu cérebro foram programados pela experiência repetida para jogar um papel descartado numa determinada direção. O momento em que você se controla e redireciona suas ações reflete o alerta aumentado do cérebro para uma nova situação e o início de uma nova série de instruções sendo registradas em sua programação mental.

2. VEJA AS COISAS SOB UMA NOVA LUZ

Ponha filtros ópticos de cores diferentes (encontrados nas lojas de fotografia e de material de arte) na lâmpada em sua mesa. (Verifique primeiro se não há risco de incêndio.)

As cores evocam intensas associações emocionais que podem criar sentimentos completamente diferentes sobre objetos e eventos comuns. Além disso, inesperados efeitos ocasionais de cor (como uma xícara de café de plástico violeta) contrariam as expectativas de seu cérebro e acendem inúmeros bips na "tela de radar" da sua atenção.

3. FAÇA COM QUE AS TAREFAS TENHAM CHEIROS

Você pode ativar a memória ao associar um odor a uma tarefa específica. Por exemplo, para ajudá-lo a lembrar um determinado número de telefone, use um cheiro específico cada vez que fizer uma ligação. (Para esse exercício, use as latinhas de cheiros descritas no capítulo anterior ou compre algumas ervas.) Esmagar tomilho, hortelã ou sálvia proporciona uma indicação olfativa forte e eficaz.

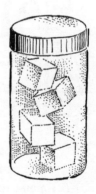

Certos cheiros produzem um aumento da atenção e energia. No Japão, os odores de noz-moscada e canela são acrescentados aos sistemas de ar condicionado dos prédios de escritórios para aumentar a produtividade. Esse exercício leva o uso de odores um passo adiante: em vez de proporcionarem uma estimulação olfativa como um fundo passivo para tudo o que você faz, os odores podem ser usados para realçar aspectos específicos de seu trabalho, criando condições para uma memória mais duradoura.

4. APRENDA BRAILLE

A maioria dos elevadores públicos e caixas automáticos dos Estados Unidos tem instruções em braille para as pessoas cegas ou com uma deficiência visual. No mundo de hoje, os que podem ver sofrem de "privação tátil". Procure conseguir um alfabeto em braille e treine para identificar alguns caracteres.

Quando você aprendeu a ler, passou a associar um estímulo visual específico – uma letra ou um número – com um som, depois com uma palavra e mais tarde com um significado. Aprender a fazer distinções e associações com os dedos — por exemplo, entre dois pontos e três pontos — ativa todo um novo conjunto de circuitos, ligando regiões cognitivas do córtex (as partes que sabem o que uma letra ou um número representam) com as regiões sensoriais. Quando você for capaz de "ler" alguma coisa usando apenas as pontas dos dedos, terá desenvolvido novos circuitos em seu córtex.

5. LEVE ALGUÉM AO SEU LOCAL DE TRABALHO

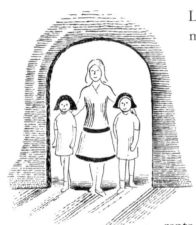

Leve um amigo, filho, cônjuge, pai ou mãe ao seu local de trabalho. Tudo aquilo em que você nem pensa mais — os quadros nas paredes do corredor, os aparelhos que você usa, seus colegas de trabalho — será visto como novidade por outra pessoa.

Um projeto que existe nos Estados Unidos, "Leve Sua Filha Para o Trabalho", é um excelente exemplo de uma experiência diferente que faz maravilhas não apenas para sua filha, mas também para suas próprias redes neurais.

O simples ato de fazer as apresentações já cria interações sociais da maior importância, fundamentais para um cérebro saudável. Apresentar seu filho (ou amigo) aos colegas de trabalho exercita sua capacidade para nomes e funções de uma maneira muito mais eficaz do que sentar à sua mesa e tentar memorizá-los.

6. TEMPESTADE CEREBRAL:
UMA MÁQUINA DE ASSOCIAÇÕES

O que os americanos chamam de *brainstorming* é uma reunião de criação em que todos dão as ideias e sugestões que surgem em sua cabeça sobre um determinado assunto. Trata-se de uma atividade neuróbica, porque seu objetivo é fazer associações e depois fertilizá-las com as associações de outras pessoas.

Arthur B. VanGundy, um especialista em *brainstorming*, sugere um grupo variado de quatro a seis pessoas, com uma pessoa atuando como mediadora e tomando notas. A mediadora apresenta o problema ou a oportunidade, talvez um novo produto ou serviço, ou a busca de solução para uma situação difícil. As outras são estimuladas a oferecerem tantas ideias quanto puderem, mesmo que não estejam completamente elaboradas ou pareçam "absurdas". Ninguém pode avaliar ou julgar aquilo que é sugerido nem dominar a reunião. Em vez disso, os participantes devem fazer livres associações para desenvolverem ou "pegarem carona" nas sugestões de outros. A mediadora escreve as sugestões num quadro ou em folhas de papel grandes, para que todos vejam. Também é sua a função de manter o clima jovial e divertido. (Depois, os responsáveis pela tarefa pegam todas as ideias, agrupam-nas em categorias e selecionam as mais valiosas para serem usadas como matéria-prima.)

A expressão "brainstorm", que, literalmente, seria traduzida como "tempestade cerebral", evoca imagens de uma sucessão de raios. Na verdade, os raios no cérebro são os clarões elétricos entre áreas do cérebro que só se comunicam raramente. A "tempestade" capta a ideia de que esse exercício proporciona um meio para aumentar o número e a intensidade dessas associações excepcionais.

Outra técnica eficaz de uso de associações para estimular a criatividade é aproveitada com frequência por ilustradores e diretores de arte. Baseia-se num método criado no Instituto Batelle, de Frankfurt, Alemanha. Escreva a tarefa ou problema e faça duas ou mais colunas de associações relacionadas. Depois, combine as associações de uma coluna com as de outra. Se, por exemplo, a tarefa é ilustrar um artigo sobre férias no Alasca, você pode relacionar:

Férias	Alasca
acampamento	frio
praia	gelo
cruzeiro em navio	ursos polares
câmera	águia
óculos escuros	ursos
malas	salmão
carro, trem, avião	esquimós
relaxamento	poços de petróleo
piscinas	território desabitado
comer	neve
dormir	caçar
ler	pescar
drinques	trenó de cães

Depois de muitas associações, você pode decidir que uma boa ilustração para o artigo é mostrar um esquimó e um urso polar segurando um salmão, enquanto um turista os fotografa... ou um urso polar de óculos escuros lendo numa cadeira de praia, enquanto um garçom lhe serve um drinque.

7. PAUSAS PARA O CÉREBRO

Quando você faz uma pausa para o cafezinho, não está apenas se abastecendo de cafeína (na verdade, um estimulante para o desempenho cerebral a curto prazo). Está ganhando muito mais. As pausas para o café ou almoço oferecem um tempo para o relaxamento mental e a interação social. Uma caminhada vigorosa lá fora por 15 minutos revigora o corpo, desanuvia a mente e abre a porta para a estimulação sensorial do mundo real. Tente manter durante esse período interações com pessoas que não o estressem e cuja conversa possa expandir sua mente. Chame alguns colegas de trabalho para uma caminhada, uma conversa ou uma estimulante discussão durante as pausas ou o almoço.

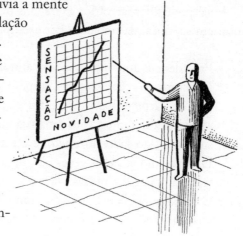

8. JOGO DE XADREZ PERMANENTE

Conhecemos um escritório onde um tabuleiro de xadrez foi deixado ao lado do bebedouro. Qualquer empregado podia ir até o tabuleiro (de preferência durante uma pausa), avaliar a situação e fazer um movimento. Era um jogo permanente, sem jogadores conhecidos, sem vencedores ou perdedores.

Até mesmo um jogador de xadrez principiante vai avaliar dezenas de movimentos possíveis, tentar visualizar as consequências de cada um, para depois selecionar o movimento que oferece alguma vantagem estratégica. Esse tipo de xadrez de "jogador casual" não permite que alguém desenvolva uma estratégia de longo prazo. Mas exige um pensamento visual-espacial diferente do que a maioria das pessoas tem no trabalho. A breve troca proporciona uma pausa para as atividades verbais do lado esquerdo do cérebro desenvolvidas no trabalho. O "cérebro trabalhador" pode descansar um pouco.

9. ADAPTE, ADOTE OU ADICIONE

Você pode adaptar vários exercícios de outras partes do livro para usar em seu local de trabalho. Por exemplo:

- Providencie uma nova capa ou almofada para sua cadeira.
- Faça uma coleção de coisas, como pequenos quadrados de amostras de carpete, lixas diferentes, papéis de vários tipos. Prenda amostras diferentes, com uma fita adesiva, debaixo do tampo de sua mesa, ao lado do telefone ou do monitor do computador. Durante o dia, várias vezes por alguns segundos, tateie as amostras e sinta as diferenças.
- Colecione pequenos objetos, como clipes de papel, fechos, pregos ou parafusos, num copo. Durante uma pausa ou enquanto fala ao telefone, tente identificá-los só pelo tato.
- Leve fones e um toca-fitas ou aparelho de CD portátil para usar durante o expediente (ou um CD e fones para inserir no computador). Você pode ouvir algumas trilhas de ambientes naturais, trazendo o mar, as ondas ou a selva para o seu espaço pessoal.
- Tente realizar algumas tarefas diárias com a mão que normalmente não usa, como escrever, grampear, ligar aparelhos ou discar o telefone. Ou almoce e faça o lanche com a mão "errada".

Como já foi ressaltado antes, ao trocar de mão você pode ativar uma tremenda quantidade de novos circuitos no cérebro. Talvez você não considere isso um aprendizado, mas tenha certeza que as células do seu cérebro irão se beneficiar muito!

- Não almoce sempre no mesmo lugar ou com a mesma pessoa. Sempre que for possível, dê uma saída na hora do almoço. Isso vai automaticamente aumentar muito mais a estimulação sensorial do que permanecer dentro do ambiente controlado de um prédio de escritórios.
- Se você leva sua comida para o escritório, use muitas das ideias do capítulo VIII, "Nas refeições", para fazer com que o almoço seja saudável para o seu cérebro. Uma sugestão é trocar ao acaso a comida que trouxe com outros colegas de trabalho.

CAPÍTULO VII

NO MERCADO

Durante milhares de anos conseguir comida era um vigoroso exercício neuróbico, envolvendo todos os sentidos: perseguir animais pela vista, cheiro e som... decidir quando plantar ou colher pela "leitura" do tempo... recordar como localizar os melhores pontos de caça e pesca. Cada estação apresentava seus próprios

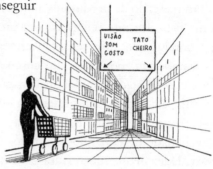

desafios e oportunidades para obter comida. O medo de passar fome sempre assomava no horizonte. Descobrir comida nunca constituía uma tarefa rotineira e era sempre uma atividade muito social. (Acredita-se que a linguagem teve suas origens na caça.)

A sociedade moderna eliminou de maneira eficaz o tempo, a luta e os fatores desconhecidos envolvidos na obtenção de alimentos. Mas perdemos alguma coisa em troca da previsibilidade e conveniência do supermercado. Em vez de a comida ser um banquete para os sentidos, a embalagem de supermercado apela basicamente para a visão. E neste mundo de alimentos embalados a vácuo, congelados ou enlatados a estimulação baseada em outros sentidos, como paladar, tato e olfato, é eliminada ou relegada a um segundo plano. O contato humano está sendo substituído por caixas automáticas. Até mesmo os corredores e as disposições das gôndolas foram programados para "caçar o cliente", não para a estimulação sensorial.

Os exercícios neste capítulo tentam despertar de novo o caçador-coletor dentro de nós, solicitando mais nossos sentidos e as associações entre eles, assim como alguns aspectos sociais da "caçada".

Essas atividades podem envolver algum tempo extra (e, em alguns casos, um pouco mais de dinheiro), mas oferecem grandes recompensas em termos da nutrição do cérebro.

1. VISITE UMA FEIRA LIVRE

Como os produtos oferecidos são em geral o que se produz na região e na estação, você nunca sabe o que vai encontrar. Vá à feira ou a um mercado de produtores com um ânimo de explorador, sem levar uma lista. Invente refeições com produtos cujo aspecto e cheiro lhe proporcionarem uma sensação agradável.

Vamos ver, por exemplo, como um mercado de produtores de maçãs nos Estados Unidos apela para os sentidos do cliente. Você para o carro ali durante um passeio no outono, que é o auge da temporada, e examina as variedades de maçãs oferecidas. Enquanto explora a diversidade de tamanhos, formatos e cores, pega uma maçã de cada variedade. Sente sua textura e firmeza, aspira seu aroma. Deixa o plantador cortar um ou mais tipos de maçã que você nunca viu antes e prova. Ouve interessado ele falar sobre seu pomar enquanto sente o gosto um pouco ácido e experimenta as diferenças entre uma maçã farinhenta e outra suculenta e crocante.

Troca opiniões com outros clientes. E de repente sente com a maior intensidade que o dia está lindo, as folhas começam a mudar de cor, há uma fragrância de maçãs fermentando, o céu exibe um azul inesquecível. Em torno do ato simples de comprar algumas maçãs, você criou uma rica teia de memórias.

Quando os vendedores são as próprias pessoas que cultivam as maçãs, você conhece pessoas e ouve histórias muito interessantes.

Pergunte pelos pomares, a colheita do ano, se há uma receita especial para o que está comprando. Em qualquer mercado ou feira em que frutas e legumes ficam expostos, você pode viver essa experiência e enriquecer seu cérebro.

Esse exercício contém todos os elementos neuróbicos: novidade, associações multissensoriais entre diferentes formas, cores, cheiros e sabores, além da interação social.

2. VISITE OS MERCADOS ÉTNICOS

Um mercado asiático, hispânico ou indiano oferece uma ampla variedade de diferentes vegetais, temperos e produtos embalados. Escolha um setor que não conheça. Pergunte ao vendedor como preparar os alimentos que estão nas prateleiras.

Passe algum tempo na seção de condimentos. Culturas diferentes usam temperos radicalmente diversos. É bem provável que você encontre cheiros e gostos que nunca experimentou antes.

Se tiver sorte, o mercado terá amostras de alimentos prontos para você se servir pessoalmente de cereais, feijões e condimentos. Compre alguns sacos pequenos de qualquer coisa que o atraia, para usar mais tarde como estímulo tátil, olfativo ou gustativo.

O sistema olfativo pode distinguir milhões de odores pela ativação de combinações singulares de receptores no nariz. (Cada receptor é como uma única nota num piano, e a percepção de um odor equivale a tocar um acorde.) Encontrar novos odores acrescenta novos acordes à sinfonia da sua atividade cerebral. E, porque o sistema olfativo está ligado diretamente ao centro emocional do cérebro, novos odores podem evocar inesperados sentimentos e associações, inclusive vínculos com o grupo étnico envolvido.

3. AÇOUGUE, PADARIA, PEIXARIA

Pode não haver mercados étnicos no lugar onde você vive. Mas a maioria das localidades tem lojas especializadas, com vendedores que conhecem os produtos que vendem. Peça para ver, sentir e cheirar os produtos. Pergunte de onde vêm e como prepará-los. Numa peixaria, ao ver, sentir, tocar e cheirar os peixes, você forma vínculos associativos com a variedade de formatos, tamanhos e cores.

Numa padaria, seu olfato faz um valioso exercício. Certos odores, como o de pão fresco, desencadeiam reações emocionais que estimulam as lembranças de outros eventos.

Uma embalagem a vácuo com postas de barracuda é igual às embalagens de uma centena de outros peixes, mas uma barracuda inteira, com sua aparência grotesca, é memorável.

4. PRATIQUE A NEURÓBICA NO SUPERMERCADO

Use os sentidos. Feche os olhos e distinga as frutas pelo cheiro ou pela sensação da casca. Use as amostras, se houver, para comprar pequenas quantidades de cereais ou condimentos com diferentes gostos, texturas ou odores (as lojas de alimentos naturais são ótimas para isso).

Mude o seu percurso habitual pelos corredores do supermercado.

Peça às pessoas nos balcões de carne, peixe ou frios e queijos para o ajudarem a escolher alguma coisa, em vez de apenas pegar os alimentos já embalados.

Mude a maneira como examina as prateleiras. As lojas são projetadas para que os produtos mais lucrativos fiquem na altura dos olhos do cliente. Num exame rápido, você não vê tudo que há numa gôndola. Pare no corredor e verifique todos os produtos que estão nas prateleiras, de alto a baixo. Se deparar com alguma coisa que nunca viu antes, pegue para ler os ingredientes e pense a respeito; não precisa comprar. Mudou sua rotina e fez uma coisa diferente.

5. DESPERTE O CAÇADOR-COLETOR DENTRO DE VOCÊ

Para os que têm o privilégio de ter acesso a fazendas, sítios ou áreas rurais, vale a pena explorá-los em grupo, observando e colhendo – se houver permissão – plantas, frutas e legumes. Leve junto as crianças e ajude-as a distinguir os frutos verdes dos maduros, a desenterrar cenouras metendo as mãos na terra, a sentir a textura das plantas, a dizer os nomes das que conhecem, a prestar atenção ao canto dos pássaros, às diferentes tonalidades do verde das árvores. Se for possível levar com o grupo um botânico ou um ambientalista, tanto melhor. Arremate o programa com um piquenique coletivo, organizado a partir das sugestões de todos.

Outra variação é ir em grupo a um mercado, sem levar a lista de compras, e planejar uma refeição com o que encontrem de mais apetitoso.

Os cérebros adultos tendem a usar o caminho mais simples e mais rápido para identificar objetos, enquanto os bebês e crianças usam vários sentidos com mais frequência. A busca por alimentos no pomar ou na horta impede o cérebro de usar a saída mais fácil e aguça sua capacidade de fazer distinções. Sem amostras, embalagens e etiquetas, seu cérebro é obrigado a prestar atenção a todas as indicações disponíveis no ambiente natural.

6. CAÇA AO TESOURO

Peça a seu cônjuge ou a um amigo para fazer uma lista de alimentos a serem comprados usando apenas as descrições, sem os nomes. Por exemplo: "É mais ou menos do tamanho e formato de uma bola de futebol, meio amarelada, com muitos veios, uma concavidade numa extremidade, mais para macia, com um cheiro forte."

Se uma pessoa prepara a lista e a outra faz as compras, ambas obtêm benefícios neuróbicos ao explorarem todos os circuitos sensoriais vinculados a um alimento determinado.

7. A INTERAÇÃO SOCIAL NAS COMPRAS

Uma loja de ferragens antiquada (em contraste com as novas superlojas), em que o atendimento é pessoal, tem mais condições de contar com empregados que conhecem as ferramentas e sabem como usá-las. Em vez de vir tudo embalado, as coisas podem ser tocadas e avaliadas. Procure usar um método neuróbico nos consertos e melhorias em sua casa.

Procure explorar as lojas menores, os brechós, os antiquários. Além de haver mais surpresas e novidades, você tem chance de usar melhor seus sentidos e uma possibilidade muito maior de interação social no contato com o dono e os vendedores.

Outra boa ideia é frequentar as pequenas livrarias, que oferecem mais oportunidade de genuínas interações sociais com o livreiro. Ali você tem maior probabilidade de encontrar boas recomendações de pessoas que entendem do assunto, possibilitando novas aventuras na leitura: "Se você gosta deste gênero, por que não experimenta?"

CAPÍTULO VIII
NAS REFEIÇÕES

Em *Uma história natural dos sentidos*, Diane Ackerman ressalta que o paladar está estreitamente ligado à atividade social: o almoço de negócios, o banquete de comemoração, o jantar oficial, o bolo de aniversário, vinho e drinques para todos os tipos de ocasiões. E, como o paladar é um sentido bastante sensível e íntimo, está também ligado à memória emocional.

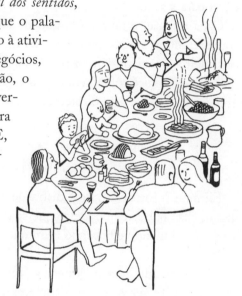

À medida que crescemos, em geral partilhamos as experiências do dia com a família na hora do jantar. Certos pratos marcam eventos especiais em nossa vida ou são associados a rituais religiosos (a Páscoa judaica, o peru de Natal), a um feriado (o Dia de Ação de Graças americano), muitas vezes a aniversários de nascimento ou casamento.

Nas refeições, os sistemas visual, olfativo, tátil, do paladar e mesmo o emocional/de prazer estão intensamente ligados, fornecendo associações para o córtex e usando diretamente os circuitos de memória mais aguçados. Pense a respeito... a visão e sensação dos talheres, da louça, a luz das velas... os sabores e texturas do pão, canapés, batata frita... os aromas diversos... os sons do bife chiando na frigideira, dos copos retinindo, das conversas e risos... as emoções que os alimentos e o convívio despertam... tudo isso faz com que as refeições sejam um banquete em potencial para todos os sentidos.

E, no entanto, porque é mais fácil, tendemos a fazer com que as refeições sejam previsíveis e repetitivas: comemos o mesmo cereal todas as manhãs, o mesmo sanduíche ou salada na hora do almoço e, se for terça-feira, o mesmo bolo de carne no jantar. Apesar disso, as refeições, mais do que as outras atividades diárias, nos oferecem a possibilidade de levar todos os sentidos para a mesa, num serviço agradável para a saúde do cérebro.

Cada refeição é uma oportunidade ideal para confraternizar com cônjuge, filhos, amigos ou colegas de trabalho. Essas interações exercem efeitos positivos demonstráveis na saúde do cérebro. Ao mudar a maneira *como* você come, sem alterar *o que* você come, é possível gerar grandes benefícios para o cérebro.

1. TRANSFORME AS REFEIÇÕES EM ACONTECIMENTOS SOCIAIS

Elimine o jornal e outras distrações da mesa do café da manhã alguns dias por semana. Deixe que sua atenção se concentre no que você está comendo e bebendo e em quem está à mesa com você.

• Ao jantar, desligue o rádio ou a TV e faça com que todos sentem à mesa. Talvez você queira começar a refeição com uma oração, ou um agradecimento, que une ainda mais as pessoas e vincula as palavras à comida.

Lembra como os professores costumavam dizer "Quero sua total atenção"? Ao estudar os mecanismos da atenção do cérebro, os neurocientistas descobriram que este é na verdade um recurso limitado. Quanto mais atenção você dispensa à leitura de um jornal, menos poder cerebral fica disponível para notar outras coisas ou pessoas em seu ambiente. Claro que não é ruim se manter a par dos últimos acontecimentos, mas vale a pena perguntar a si mesmo se está lendo pela informação, pelo simples hábito ou para se manter isolado.

- No trabalho, organize um local em que todos comam juntos, às vezes até troquem a comida que trouxeram de casa.

- Se você mora sozinho, convide um amigo para o jantar, mesmo que seja apenas uma quentinha de comida chinesa. Reforçar os contatos sociais sempre proporciona dividendos ao cérebro.

2. PARTILHE UMA REFEIÇÃO EM SILÊNCIO

Você vai se surpreender ao descobrir como se torna mais intenso o sabor da comida e como os sons são mais nítidos quando se escolhe partilhar uma refeição em silêncio. Numa reação automática, você vai comer mais devagar, saboreando os alimentos, sentindo sua textura, aspirando seu aroma, ouvindo novos sons que a conversa em geral encobre.

A ausência de comunicação verbal obriga você a usar diferentes circuitos associativos para "falar" e decifrar o que está sendo "dito".

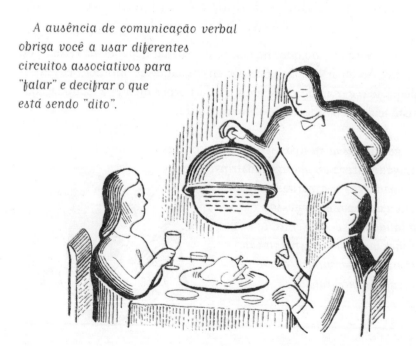

3. A DANÇA DAS CADEIRAS

Todos podem trocar de lugar nas refeições. Na maioria das famílias, cada pessoa tem o "seu" lugar. É incrível como essas disposições se tornam permanentes. A troca de cadeiras muda a "posição" que você ocupa, a pessoa com quem se relaciona mais de perto, sua vista da sala, até mesmo seu acesso ao saleiro.

Assim como rearrumar sua escrivaninha (capítulo VI), trocar de lugar à mesa nas refeições acarreta novos "arranjos sociais". Cada lugar à mesa tem suas associações específicas: a cadeira ao lado para o filho, a cabeceira para o chefe da família. Pela simples mudança de lugares, você está desafiando e reformulando essas associações desgastadas pelo tempo.

4. EXPERIMENTE ALIMENTOS DIFERENTES TAPANDO O NARIZ

A maior parte do que chamamos de paladar depende na verdade do olfato. Ao tapar o nariz, você põe em destaque as informações básicas de paladar e as indicações táteis. Passa a experimentar a textura e consistência da comida usando a boca e a língua.

As papilas gustativas sentem o gosto de doce, salgado, azedo ou amargo, adstringente e metálico. Ao experimentar um alimento com base nessas qualidades, e ao sentir o sabor que vem da estimulação olfativa, você utiliza diferentes circuitos cerebrais.

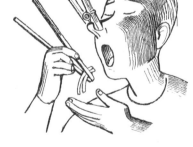

5. PLANEJE UMA REFEIÇÃO DEMOCRÁTICA

Deixe cada pessoa da família (até mesmo uma criança pequena) sugerir um prato da refeição. Macarrão com maionese pode não parecer uma combinação apetitosa, mas não faz mal nenhum... e pode estimular novas associações extravagantes.

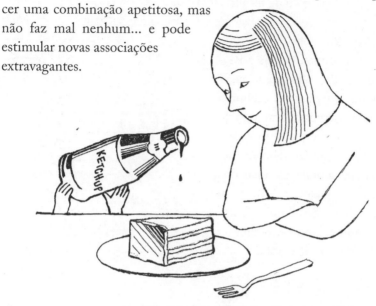

6. UM GOSTO DO PASSADO

Determinados alimentos reativam e exercitam a memória ou circuitos emocionais que estavam associados a eles. Num trecho memorável de *Em busca do tempo perdido*, Marcel Proust descreve o prazer irresistível das memórias e associações da infância desencadeadas pelo gosto de uma madeleine mergulhada no chá:

E logo que reconheci o gosto do pedaço de madeleine mergulhado no chá que me dava minha tia... logo a velha casa cinzenta que dava para a rua, onde estava o quarto dela, veio como um cenário de teatro... e com a casa a cidade, de manhã à noite e em todos os tempos, a praça para onde me mandavam antes do almoço, a rua onde eu ia correr, os caminhos por onde se passeava quando fazia bom tempo. E... todas as flores do nosso jardim e as do parque de M. Swann, e as

ninféias do Vivonne, e a boa gente da aldeia e suas pequenas casas,
a igreja da paróquia e toda a Combray, tudo isso assumindo seus pró-
prios contornos e se tornando concreto, voltando a existir, cidade e
jardins, tudo saindo de minha xícara de chá.

INFÂNCIA REVISITADA

Procure alimentos que pos-
sam trazer de volta memórias
da infância, como um cachor-
ro-quente depois de um jogo de
futebol com aquela mostarda
amarela, brigadeiro de chocolate,
um picolé na praia, algodão-doce,
pipoca, ou qualquer outro prato
especial em sua família que
você comia quando era criança, mas deixou de comer.

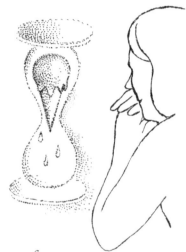

A PRIMEIRA MORDIDA

Reconstitua a primeira refeição que fez
com seu cônjuge ou pessoa amada. O que comeu
quando saiu com a primeira namorada. Os pratos que você saboreou
na casa de sua avó ou numa viagem especial podem recuperar sinapses há muito adormecidas, proporcionando novos circuitos para
intensificar memórias passadas e futuras.

NÃO ESQUEÇA O RECHEIO

Os pratos típicos do Natal, Páscoa, réveillon e outras datas podem
evocar todos os sentimentos e memórias de comemorações passadas.
Basta provar e, como Proust, você estará recordando o cheiro do ca-
chimbo de seu avô, sua tia Rosie dizendo para não brincar embaixo da
mesa... Experimente criar uma dessas refeições num dia que não seja
feriado.

7. INTRODUZA NOVIDADES

Coma waffles ou cereais no jantar. Os noruegueses fazem sua principal refeição quando acordam. Você pode experimentar isso também.

- Mude a ordem em que come os alimentos. Comece pela sobremesa e termine com batatas fritas. Pode parecer um absurdo, mas seu cérebro não vai pensar assim. Ele tem condições de lidar com estratégias inesperadas.
- Coma em outro lugar: use um cômodo diferente, vá para o quintal, sente-se na varanda, coma no chão. (Já experimentou fazer um piquenique dentro de casa?)
- Misture no liquidificador uma fruta e um legume que nunca combinou antes. Prove e invente um nome atraente para a invenção. Pode ser um divertido jogo de adivinhação para pessoas que sentem prazer na comida.
- Coma com a mão "errada". Uma pequena mudança como essa transforma num desafio até os atos mais rotineiros de comer.

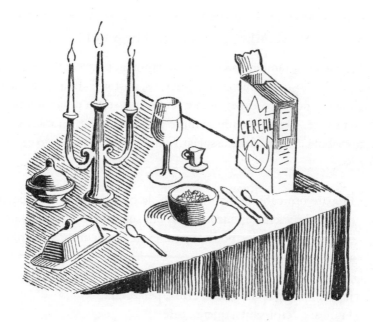

8. PONHA TEMPERO NO CENÁRIO

Anime todo o ambiente. Como já dissemos, as refeições não consistem apenas de comida. Luz de velas, louça bonita, flores, uma linda toalha de mesa e música proporcionam uma estimulação multissensorial para associar aos cheiros e sabores dos alimentos. Se você não dispõe de tempo ou dinheiro para esses requintes, use sua criatividade e experimente coisas simples que enfeitem, um vaso com flores bem simples, uma toalha de cor forte e de vez em quando aquela louça que guarda para as festas... mesmo quando estiver sozinho.

Enriquecer o ambiente sensorial, social e emocional das refeições alimenta o cérebro, mesmo que você não perceba isso na ocasião. Ao contrário, quando você despoja a vida usando apenas o básico, está privando os sentidos. Comer uma refeição congelada na mesa vazia, diante de um aparelho de TV ligado, pode satisfazer as necessidades calóricas básicas, mas não contribui muito para os sistemas visual, olfativo e gustativo, reduzindo ao mínimo os fatores de impacto emocional e de novidade.

9. ALIMENTO PARA O PENSAMENTO

As refeições também são uma oportunidade excelente para introduzir estímulos neuróbicos de alimentos, gostos e cheiros exóticos.

Uma vez por mês, experimente pratos que sejam uma total novidade para você. Quando come sempre a mesma coisa, na mesma hora, você embota a capacidade associativa dos sistemas de olfato e paladar. Por isso:

• Prepare um café da manhã típico de outro país. Os ingredientes em geral podem ser encontrados em supermercados ou mercados étnicos. Procurá-los pode ser um exercício neuróbico. Vamos dar alguns exemplos:

Japão: algas marinhas, arroz, peixe, chá
França: croissants, queijo, café

México: *tortillas* e feijão
Bulgária: prato quente ou frio de ovos, carne,
           iogurte, mel, pão e geleia

• Experimente a mesma coisa no jantar. Nas cidades
maiores, você pode encomendar a comida ou
mesmo ir comê-la num restaurante típico.

Chinesa (coma com os pauzinhos!)
Japonesa (use também os pauzinhos)
Asinhas de frango (coma com as mãos)
Árabe (coma também com as mãos)
Mexicana, espanhola (apenas coma!)

• Acompanhe a refeição com a música do
país correspondente para acrescentar
uma dimensão auditiva às sensações
do paladar.

10. FECHE OS OLHOS E ABRA A MENTE

Identifique a comida em seu prato apenas pelo olfato, gosto e tato.
O sabor de um alimento inclui sua textura, aroma, temperatura, tempero... até mesmo o som.

O olfato e o paladar, é claro, estão profundamente envolvidos nas
reações aos alimentos. Mas a textura também desempenha um papel
no prazer. Além disso, ao concentrar-se em sua avaliação tátil, você
cria um circuito neural diferente. A língua e os lábios figuram entre as
partes mais sensíveis do corpo (são ainda mais sensíveis do que as pontas dos dedos).

11. FESTIVAL DO VINHO

Convide parentes ou amigos para trazerem garrafas de vinho diferentes a fim de fazerem comparações. O ritual de saborear um vinho envolve pelo menos três dos sentidos. Os conhecedores de vinhos julgam a cor, o aroma e o gosto (doce, seco, macio, encorpado, leve e assim por diante, além do sabor para acompanhar alimentos específicos). Mas seja moderado, já que provar demais pode afetar suas emoções e seu senso de equilíbrio.

12. VOCÊ É QUEM COZINHA

Prepare uma refeição desde o início. Não precisa ser uma refeição de gourmet, com cinco pratos. O simples preparo de um molho de macarronada já constitui um bom exercício para todos os seus sentidos. Enquanto você corta e doura cebolas, cuida das ervas e temperos, os aromas impregnam a cozinha e despertam memórias. Você empenha o sentido tátil ao cortar e descascar, e depois ao verificar a consistência e textura do molho, durante a redução. Uma boa cozinheira prova a todo instante, acrescentando e ajustando temperos, um pouco de cada vez.

13. FAÇA UMA REFEIÇÃO SENSUAL

Houve uma cena famosa no filme *Tom Jones* em que o casal de protagonistas excita um ao outro, durante uma refeição, fazendo com que cada mordida seja sensual e sugestiva. Faça a sua refeição erótica com alguém de quem gosta, incluindo outros elementos sensoriais, como velas, flores, música, incenso, toalha de cetim e tudo que a sua criatividade sugerir.

CAPÍTULO IX

NO LAZER

Quer seja ao final de um longo dia, uma semana cansativa ou um mês movimentado, todos nós precisamos de tempo para relaxar e revigorar a mente. Mas nem todos os relaxamentos são necessariamente bons para o cérebro. Assistir à TV por muitas horas é o exemplo mais óbvio. As pesquisas têm demonstrado que ver televisão embota a mente, literalmente: o cérebro se torna menos ativo quando se vê TV do que durante o sono! E quem fica constantemente grudado na televisão está menos ligado a interações sociais, o que por sua vez tem consequências negativas a longo prazo.

Em contraste, há muitas atividades agradáveis e relaxantes que incorporam os princípios da Neuróbica. É bem provável que algumas de suas atividades atuais nas horas de lazer sejam mais neuróbicas e melhores para o cérebro do que outras. Portanto, o primeiro passo é avaliar como você aproveita seu tempo livre e determinar se inclui ou não uma boa dose de Neuróbica. O importante é alcançar um equilíbrio entre a atividade neuróbica que estimula o cérebro e os momentos em que você precisa apenas deixar a mente inativa.

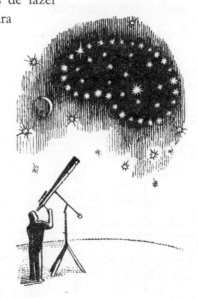

Agrupamos os exercícios em três categorias: férias, horas de lazer e passatempos.

1. NOVOS LUGARES, NOVOS ROSTOS

Enfatizamos ao longo deste livro a importância de mudar rotinas: as férias abrem inúmeras possibilidades. Vá para um lugar em que nunca esteve antes. A viagem alarga os horizontes, sobretudo se você não procurar o McDonald's em Paris ou um shopping center na Guatemala. Trate de explorar as diferenças visuais, olfativas e auditivas que um novo lugar oferece. Experimente a comida e as diversões locais, use transportes coletivos, vá aos lugares frequentados pelos habitantes locais. Procure evitar os grupos grandes de excursão. Faça um esforço para conhecer e trocar experiências com pessoas de culturas diferentes.

A viagem oferece, a cada momento, alguma coisa nova para os sentidos. Os mapas espaciais que usamos em nosso dia a dia se tornam subitamente inúteis e novos mapas devem ser formados. O estresse que você pode sentir ao tentar absorver novas paisagens, sons, alimentos e uma língua estrangeira é na verdade o seu cérebro desenvolvendo uma ação intensa! Uma tarde passada conversando com o dono de uma pequena loja numa cidade diferente pode ser mais memorável (e melhor para a memória) do que outra atração turística considerada "imperdível".

2. ACAMPE

Fazer uma viagem acampando é sem dúvida muito diferente do que passar uma semana à beira da piscina num hotel.

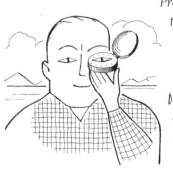

Provavelmente não há maneira mais direta de experimentar o inesperado do que o camping. Não apenas você é responsável por montar seu abrigo, mas também fazer sua comida e lidar com os desafios do tempo. Além de conviver com pessoas interessantes que enfrentam essas situações e encontram alegria nesse tipo de experiência.

3. PARTICIPE DE UM PROJETO COMUNITÁRIO

Com seus vizinhos, participe de um projeto comunitário, como cuidar da praça do seu bairro. Não apenas você vai ter uma interação com outras pessoas, crianças e autoridades públicas, mas também vai precisar usar as mãos (e o cérebro) de maneiras inesperadas.

4. FÉRIAS DIFERENTES

Se você escolher uma das férias sugeridas aqui, terá contato com pessoas de origens muito diferentes e com outras perspectivas do mundo.

Ofereça-se como voluntário para ser animador num acampamento de jovens. Ou seja voluntário numa obra dedicada a crianças carentes ou a portadores de deficiência.

Faça turismo ecológico, oferecido por várias organizações.

Se você é do tipo que fica sentado na praia, planeje uma viagem que exija intensa atividade, como uma excursão de bicicleta ou uma temporada nas montanhas com passeios a pé por trilhas. Se você é do tipo hiperativo, planeje um cruzeiro de lazer.

Tire férias numa fazenda onde os hóspedes participam dos trabalhos.

O importante é fazer uma coisa que desafie e absorva a mente não porque seja difícil, mas por ser diferente do que você costuma fazer nas férias.

5. SEJA CRIATIVO

Participe de uma oficina de criação. Muitos lugares, aqui e no exterior, oferecem cursos de uma semana ou um mês de redação criativa, pintura, fotografia, escultura, música, arte dramática, arqueologia ou qualquer outra coisa que você sempre quis estudar.

Experimente um centro esportivo. Há incontáveis academias e clubes oferecendo cursos intensivos de tênis, natação, golfe, mergulho submarino, basquete e montanhismo, entre outros.

Aproveite as férias para um curso de culinária. Seus olhos, nariz, língua, tato e emoções terão um exercício extra. Você vai desenvolver as habilidades mentais de planejamento, cálculo do tempo e execução de tarefas complexas.

A novidade é a essência das boas férias. Aumente o potencial neuróbico acrescentando uma experiência de aprendizado.

6. A ALEGRIA DE VIAJAR AO ACASO

Saia de carro sem um plano definido, com a família ou amigos, para uma "Viagem ao Acaso". Cada passageiro se reveza na sugestão do que fazer ou para onde ir em seguida: "Pare aqui", ou "Vire à esquerda agora", ou "Vamos atravessar aquele campo". Você pode também experimentar o "Cara ou Coroa do Mapa". Estenda no chão um mapa da região e jogue uma moeda em cima. No cara ou coroa, você vai para o lugar em que a moeda cair. Durante a viagem, use alguns dos exercícios do capítulo V, "Ida e volta do trabalho", para aumentar as experiências sociais e sensoriais.

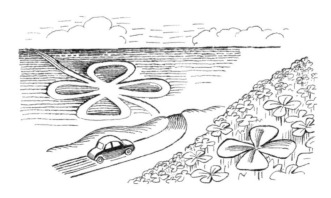

Na maioria das vezes em que viaja de carro, você tem um destino determinado e em geral um modo rotineiro de chegar lá. Não ter certeza do seu destino seguinte, de onde vai parar, ou mesmo de como voltar, faz com que os circuitos da atenção registrem todos os novos estímulos sensoriais ao redor. Você e as outras pessoas no carro também estão desenvolvendo as habilidades de navegação espacial. Sempre se pode fazer esse jogo sozinho, mas incluir família e amigos oferece oportunidades para experiências e emoções partilhadas, memórias partilhadas, refeições partilhadas e associações partilhadas.

7. TRATE DE SE EXPRESSAR

Faça um projeto de arte coletiva. Pegue papel de desenho, lápis de cor ou tintas. Cada pessoa vai desenhar alguma coisa associada a um tema específico (um lugar preferido, uma emoção ou um acontecimento recente, por exemplo).

Crie um mural conjunto no mesmo papel. Para estimulação adicional, experimente segurar o lápis ou o pincel com o pé, em vez de usar a mão.

A arte é um meio de ativar as partes não verbais e emocionais do córtex cerebral. Quando você cria arte, usa partes do cérebro interessadas em formas, cores e texturas, assim como processos de pensamento muito diferentes do pensamento lógico e linear que ocupa a maior parte de suas horas de vigília.

8. IMPROVISE

As artes visuais são apenas um exemplo de como podemos usar a expressão criativa para fazer um exercício cerebral.

Duble um segmento de novela de TV com falas criadas pelo grupo. Faça assim: grave um capítulo da novela. Assista sem som. Cada participante escolhe um papel e inventa a fala correspondente. Quando todos estiverem prontos, coloquem de novo o trecho da novela, sem som, cada um dizendo o que inventou. Pode-se fazer a mesma coisa com um programa sobre animais. Garantimos boas gargalhadas.

Mostre um vídeo de família com tipos diferentes de música de fundo (assustadora, romântica, etc.). Note como isso transforma o que está vendo e cria novas associações com o evento.

Faça um vídeo sobre qualquer coisa que atrair sua fantasia. Invente uma história, entreviste "pessoas na rua", filme um acontecimento ou cena familiar, como seu cachorro no jardim, ou uma refeição da família, desde os preparativos até a limpeza do local.

Brinque de "cheire e diga". Cada participante fecha os olhos, aspira uma fragrância que lhe é oferecida e conta as associações que afloram em sua mente.

Forme uma banda usando instrumentos reais ou improvisados, como panelas, frigideiras, uma garrafa, pente, copo, etc.

Distribua papéis para a leitura em voz alta de uma peça. Ou escolha um monólogo, memorize, prepare a encenação e apresente como se fosse um ator.

Cantar ou ler em voz alta promove a interação do lado direito do cérebro com o esquerdo, ativando circuitos que quase não são usados.

Ouça uma música e tente identificar os instrumentos do conjunto. Jazz e blues são ideais para esse exercício. Vá a um concerto ou assista a um vídeo de música, depois torne a escutar a mesma peça num CD. É uma nova maneira de "ver" com os ouvidos.

9. FALE EM SILÊNCIO

Aprenda a linguagem dos sinais. Aprender outra língua é estimulante, mas aprender a linguagem usada pelos surdos é ainda mais estimulante. A linguagem de sinais exige que suas mãos (e as partes do córtex que as controlam) façam uma coisa completamente nova: tornem-se responsáveis pela comunicação. E seu córtex visual deve aprender a associar posições determinadas das mãos com um significado, a formar vínculos com as partes do córtex responsáveis pela linguagem e comunicação. A linguagem de sinais é desafiadora, complexa e rica. Exige a integração de novos tipos de informações sensoriais para tomar o lugar das associações auditivas usuais. Se você aprender alguma linguagem de sinais, também poderá se comunicar com as pessoas com deficiência auditiva de uma maneira muito mais completa do que apenas pela leitura dos lábios.

Comunique um pensamento ou ideia a alguém sem usar a voz. A brincadeira de mímica é uma maneira divertida de fazer isso. Os dois lados se beneficiam.

10. O JOGO DAS 10 COISAS

Alguém lhe entrega um objeto comum. Você deve usá-lo para demonstrar como esse objeto pode ser 10 "coisas" diferentes. Exemplo: um mata-moscas pode virar uma raquete de tênis, um taco de golfe, um leque, uma batuta, uma baqueta de bateria, um violino, uma pá, um microfone, um bastão de beisebol ou um remo. Sob alguns aspectos, este jogo é parecido com o jogo da palavra, em que você recorre ao seu banco de dados mental e associa um som/palavra com outra coisa parecida de uma maneira engraçada.

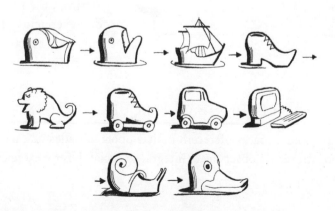

11. O JOGO DE ADIVINHAÇÃO DO SOM

Num antigo programa de rádio, os concorrentes tentavam identificar os sons que o comunicador apresentava. Você pode inventar sua versão desse jogo para usar com a família ou amigos. Durante a semana, grave sons em seu walkman em casa, na rua ou no trabalho. Reúna um grupo e peça a cada pessoa para tentar adivinhar qual é o som. Ou compre um CD ou fita cassete de efeitos sonoros para o jogo.

12. GINÁSTICA CEREBRAL

Se você já faz exercícios físicos para manter a forma, por que não aproveitar para exercitar o cérebro ao mesmo tempo? Correr numa esteira rolante não é a mesma coisa que correr num parque ou pelas ruas do bairro. O programa previsível de um aparelho numa academia não exige quase nada de seu cérebro. Andar,

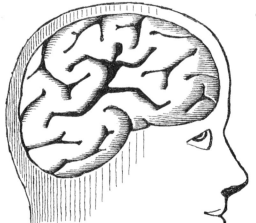

correr ou pedalar numa trilha ou calçada abre a mente para experiências multissensoriais, com o imprevisto em cada esquina... Para que lado sigo neste cruzamento? Aquele cachorro vai correr atrás de mim? Cuidado com o garoto no velocípede! Assim, varie sua rotina de exercícios físicos saindo para a rua ou parque periodicamente.

13. FREQUENTE OS PARQUES E PRAÇAS

Os parques e praças oferecem muitas oportunidades de exercitar o cérebro, através da observação, integração social, lazer e exercícios de vários tipos.

Experimente uma coisa nova, como observar pássaros, identificar flores ou árvores. Empine uma pipa sozinho ou com seu filho.

Dê comida aos patos ou esquilos (sozinho ou com uma criança). A vantagem da Neuróbica é que até mesmo uma coisa pequena, se for imprevisível, é suficiente para ativar o cérebro.

Ponha para flutuar um barco de brinquedo. Ou faça um barco, com um pedaço de madeira, um palito e um papel como vela. Dispute corridas!

Sente num banco, feche os olhos e absorva o que acontece ao seu redor. Deixe a mente fazer livres associações, usando os sons e cheiros que experimenta. Fique atento para a sensação da brisa ou do vento em sua pele.

14. INICIE UM NOVO HOBBY

Os hobbies, ou passatempos, de maior estimulação neuróbica exigem que você use vários sentidos diferentes de maneiras não rotineiras e faça sutis distinções dentro do sistema sensorial.

A pesca, por exemplo, o leva para um novo ambiente sensorial (um rio), exige que você tente descobrir como reage um peixe e preste atenção ao momento do dia, o estado da água, os tipos de insetos ao redor. Outros exemplos são o arco e flecha, fotografia, entalhe em madeira e culinária.

Aprenda a usar um novo aparelho, como um computador, vídeo ou máquina fotográfica, luneta, instrumento musical ou prancha de windsurfe.

Aprenda a usar todos os dedos no teclado. Se você ainda cata milho, isso diminui um pouco seu prazer no computador. Praticar com todos os dedos, sem olhar para o teclado, ativa o cérebro de uma maneira diferente. Oferece todos os benefícios neuróbicos de integrar os sentidos tátil, espacial e visual sem ter de vendar os olhos.

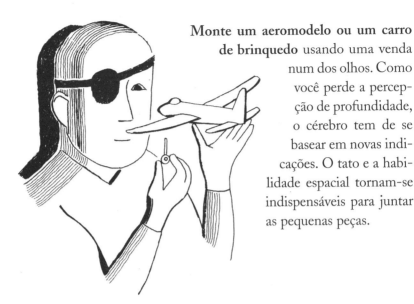

Monte um aeromodelo ou um carro de brinquedo usando uma venda num dos olhos. Como você perde a percepção de profundidade, o cérebro tem de se basear em novas indicações. O tato e a habilidade espacial tornam-se indispensáveis para juntar as pequenas peças.

15. CULTIVE UM JARDIM, CULTIVE O CÉREBRO

Pode ser um pequeno jardim e horta na varanda de seu apartamento em plena cidade ou mil metros quadrados numa casa de campo. De qualquer forma, a jardinagem é um bom exemplo de um excelente exercício neuróbico.

Por quê? Simplesmente porque você usa todos os sentidos no processo: apalpando a terra, cheirando as flores e frutas, provando as ervas. E a capacidade espacial e de planejamento do cérebro é utilizada quando você escolhe as plantas, decide onde vai colocá-las, considera a direção do sol, a quantidade de água necessária. Ao final há grandes recompensas: frutas e legumes frescos de produção doméstica, flores ou um lindo jardim.

NOTAS

CAPÍTULO I

1. O Dr. Fred Gage, do Instituto Salk, e pesquisadores do Hospital Universitário Sahlgrenska, na Suécia, descobriram o crescimento de células novas no hipocampo, uma área do cérebro ligada ao aprendizado e memória, em cinco pacientes com idade de 55 a 70 anos. Há um relatório completo a respeito no número de novembro de 1988 de *Nature Medicine*. Com o uso de técnicas similares, Elizabeth Gould, da Universidade de Princeton, e Bruce S. McEwen, da Universidade Rockefeller, constataram que novas células estão sendo geradas constantemente no hipocampo de macacos adultos. (Ver *Proceedings of the National Academy of Science*, v. 95.)

2. Durante os últimos 10 anos, a questão da morte das células cerebrais com o envelhecimento tem sido reexaminada por inúmeros cientistas, usando métodos muito mais acurados do que os que eram disponíveis antes. As conclusões são claras. Estudos como os de Stephen Buell, Dorothy Flood e Paul Coleman, da Universidade Rochester, descobriram que nas pessoas normais o número de células nervosas não muda muito, mesmo na idade avançada. Portanto, é provável que a maioria das células nervosas que você tinha aos 20 anos de idade ainda estejam vivas quando alcançar os 70. Até mesmo a dimensão do declínio mental no envelhecimento normal tem sido exagerada: pelo menos 90% da população vão envelhecer sem ter de suportar a deterioração causada por doenças ou derrames.

3. Num influente estudo publicado em *Science* (v. 206) e ampliado em *Brain Research* (v. 214), Stephen Buell e Paul Coleman descobriram que os neurônios no hipocampo humano (uma estrutura do cére-

bro crítica no aprendizado e memória) em processo de envelhecimento desenvolvem dendrites mais longas. Um fato interessante: esse desenvolvimento não ocorre nos cérebros de indivíduos com a doença de Alzheimer. Ao que tudo indica, portanto, muitos neurônios conservam a capacidade de crescer até tarde na vida.

4. Uma longa série de investigações do Dr. Michael Merzenich, na Universidade da Califórnia em San Francisco, demonstrou a capacidade de adaptação das conexões no cérebro adulto. Por exemplo, nos cérebros de macacos adultos treinados para usar determinados dedos na obtenção de alimento, as áreas do cérebro responsáveis pelo processamento do sentido do tato dos dedos expandiu-se pouco a pouco por regiões maiores. Isso significa que o cérebro era capaz de se "reformular" para realizar algo mais importante, como obter alimento. Também indica que mais "força cerebral" era devotada a habilidades específicas: neste caso, o tato de determinados dedos. Descobertas recentes do Dr. Jon Kaas, da Universidade Vanderbilt, e do Dr. Charles Gilbert, da Universidade Rockefeller, demonstraram que os neurônios no cérebro adulto podem de fato desenvolver novos "fios" para se ligarem.

5. Os efeitos benéficos das neurotrofinas têm sido comprovados em centenas de experimentos nas principais universidades do mundo. Em nossos experimentos no Centro Médico da Universidade Duke, nós (Lawrence C. Katz, A. Kimberley McAllister e Donald C. Lo) descobrimos que acrescentar neurotrofinas extras a um neurônio quase dobrou o tamanho e complexidade das dendrites que se projetam desse neurônio. E, como o poder de computação de uma célula cerebral é determinado pela complexidade das dendrites, esse aumento do crescimento sugere que as neurotrofinas podem literalmente aumentar o poder mental. Também ficamos surpresos ao constatar que o simples acréscimo de neurotrofinas não era suficiente. As células nervosas tinham de enviar ou receber impulsos para reagir às neurotrofinas. A conclusão era inequívoca: acrescentar neurotrofinas a neurônios *ativos* fazia as dendrites crescerem. Inversamente, descobrimos que a retirada de neurotrofinas fazia as

dendrites se atrofiarem (o que sugere um motivo para que a inatividade do cérebro leve ao declínio mental).

6. A primeira neurotrofina foi descoberta há mais de meio século, quando dois cientistas, Rita Levi-Montalcini e Victor Hamburger, trabalhando na Universidade de Washington em St. Louis, encontraram uma substância que não apenas mantinha certos tipos de células nervosas vivas, mas também fazia com que desenvolvessem novas ramificações. Levi-Montalcini e outro cientista, Stanley Cohen, purificaram essa substância, a que deram o nome de Fator de Crescimento do Nervo, com a sigla em inglês de NGF. Constatou-se que a NGF ocorria naturalmente em todo o corpo, mas era escassa no córtex cerebral. A NGF foi a primeira integrante do que se tornou uma família de neurotrofinas (da palavra grega *trophe*, que, numa tradução livre, significa "nutrir").

No início da década de 1980, Yves Barde, do Instituto Max Planck, em Munique, Alemanha, conseguiu finalmente purificar uma molécula do cérebro que se comportava como a NGF. Foi chamada de Fator Neurotrófico Derivado do Cérebro, com a sigla em inglês de BDNF, sendo encontrada quase que em todo o cérebro, inclusive no córtex. As neurotrofinas têm efeitos poderosos sobre as engrenagens do cérebro. As pesquisas de Bai Lu, do Instituto Nacional de Saúde, Erin Schumann, da Caltech, e Tobias Bonhoeffer, do Instituto Max Planck, em Munique, demonstraram que as neurotrofinas ajudam a aumentar a força das conexões no hipocampo, uma parte do cérebro que é essencial para o aprendizado e a memória. Experimentos de O. Lindvall e P. Ernfors, do Hospital Universitário da Suécia, usando animais, sugerem que as neurotrofinas podem proteger os neurônios de danos quando partes do cérebro sofrem um derrame ou são afetadas por algum outro trauma.

7. Hans Thoenen, do Instituto Max Planck, em Munique, e Christine Gall, da Universidade da Califórnia em Irvine, revelaram a correlação direta entre a produção de fatores de crescimento e a atividade da célula nervosa. Experimentos de Anirvan Ghosh e Michael Greenberg, de Harvard, e Ben Barres, de Stanford, comprovaram

mais ainda que essa produção de neurotrofinas dependente da atividade formava mais ramificações e conexões neurais, atuando para todos os efeitos como um jardim que fertiliza a si mesmo.

8. Um exemplo desse tipo de estimulação está nos padrões de atividade cerebral necessários para produzir um fenômeno chamado Potenciação a Longo Prazo, ou LTP, na sigla em inglês. A LTP é uma mudança de longa duração na força das sinapses entre neurônios ligadas a aprendizado e memória. Os mesmos tipos de estimulação que produzem a LTP também causam aumentos nos níveis de neurotrofinas como a BDNF.

CAPÍTULO II

1. Há cerca de 50 anos, um cientista chamado Karl Lashley treinou ratos para correrem por um labirinto, em troca de uma recompensa de comida. Depois, removeu partes cada vez maiores de seu córtex a fim de determinar o momento em que não podiam mais "lembrar" do labirinto. Para sua surpresa, descobriu que, mesmo depois de remover cerca de 90% do córtex, os animais ainda conseguiam encontrar o caminho! Ao concluir (erradamente) que apenas 10% do cérebro eram necessários para a memória funcionar, ele deixou de perceber o fato mais importante – de que há muitas formas (representações) diferentes da mesma memória guardadas em muitos lugares diferentes. Quando os ratos aprendiam a correr pelo labirinto, formavam associações entre todos os seus sentidos: sentiam, ouviam, viam, cheiravam o percurso. Desenvolviam uma rede de associações. Quando um conjunto de associações era destruído – como as que se baseavam na visão, por exemplo –, os ratos ainda podiam contar com as memórias auditivas ou táteis para encontrar o caminho até a comida.

2. Ver TV é um ato passivo. Seus sistemas sensoriais ficam envolvidos apenas de uma maneira muito restrita. Você se limita a ver outra pessoa realizar atividades interessantes ou emocionantes. No cére-

bro, porém, ver outra pessoa fazer alguma coisa não substitui o que você mesmo faz. Há provas diretas de experimentos com animais realizados por Marion Diamond, da Universidade da Califórnia em Berkeley: ratos que simplesmente assistiam a outros ratos em atividade num determinado ambiente não tinham nenhum benefício para o cérebro. Já os animais em atividade no ambiente desenvolviam células nervosas maiores.

3. Michael I. Posner, Marcus E. Raichle e Steve E. Peterson, da Universidade de Washington em St. Louis, usaram imagens do cérebro em funcionamento para acompanhar a quantidade de atividade cerebral em áreas diferentes quando se pedia a pessoas para indicarem um verbo que acompanhasse uma série de substantivos. Quando a lista era apresentada pela primeira vez, grandes áreas do córtex se iluminavam, mostrando níveis aumentados de atividade cerebral em várias áreas distintas do córtex. Depois de 15 minutos de prática, quando a tarefa já se tornara rotineira e automática, a atividade nessas mesmas áreas retornava ao nível básico. Se as pessoas recebiam uma nova lista, a atividade vigorosa voltava. Os pesquisadores também concluíram que o cérebro usa áreas diferentes para gerar novas reações e tarefas automáticas.

4. Para uma análise mais detalhada, ver: Dr. John Allman, "Em busca dos circuitos do cérebro para ligar emoção e razão", *New York Times*, 6 de dezembro de 1994.

5. Pesquisas de Anthony Damasio e Ralph Adolphs, da Universidade de Iowa, demonstraram como as emoções podem intensificar as memórias de maneira expressiva. Os pesquisadores mostraram a um grupo de pessoas uma série de fotos com a história simples de um pai que levava a filha ao jardim zoológico. Semanas mais tarde, quando se pedia às mesmas pessoas para relatarem a história, elas só conseguiam se lembrar nos termos mais vagos. Não eram capazes de recordar se era um menino ou uma menina, se a menina era loura ou morena, ou até mesmo onde foram. Quando os cientistas mudaram a qualidade emocional da história e das fotos, fazendo a

filha ser atropelada por um carro ao atravessar a rua no caminho para o jardim zoológico com o pai, a memória da narrativa melhorou de maneira considerável.

6. Estudos de longo prazo de grupos como a Fundação MacArthur e o Centro Internacional de Longevidade, do Hospital Mount Sinai, em Nova York, revelam que as pessoas que enfrentam o envelhecimento de maneira mais positiva, mantendo e preservando melhor a capacidade mental, são as que possuem as mais ativas redes sociais e intelectuais. Um estudo de três anos da Universidade do Sul da Califórnia demonstrou que pessoas na casa dos 70 anos que permaneciam em atividade física e social conservavam suas faculdades mentais melhor do que pessoas que não faziam isso. Veja *Successful Aging*, dos Drs. John W. Rowe e Robert L. Kahn, para resumos dessas e outras descobertas positivas similares.

AGRADECIMENTOS

Ambos agradecemos a Peter Workman, por ter promovido nossa associação, e à nossa editora, Ruth Sullivan, por sua confiança inabalável no projeto e por sua busca incessante de clareza e simplicidade no texto, sem falar na organização do material.

Larry Katz deseja agradecer a Doris Iarovici, sua esposa, pelas observações críticas, conselhos e ajuda editorial, e a Bonnie Kissell, pelo constante apoio administrativo ao projeto.

Manning Rubin agradece a Jane Rubin, por suportar toda a carga de sua dedicação à pesquisa, redação e revisão, uma autêntica obsessão durante dois anos. As observações objetivas e sensatas de Jane também foram de grande ajuda para o livro. E ele agradece ainda a Larry, pelo volumoso trabalho que produziu para manter este livro vivo.

Pílulas de neurociência para uma vida melhor

SUZANA HERCULANO-HOUZEL

Conhecer o funcionamento do cérebro nos ajuda a lidar com diversos aspectos da vida: da resolução de conflitos à melhor forma de chegar a resultados mais produtivos; da criação de filhos carinhosos e autoconfiantes à manutenção da paixão no relacionamento.

Com o texto informativo e agradável que a levou às colunas de jornais como *O Estado de S.Paulo* e *Folha de S.Paulo* e delas para o quadro "NeuroLÓGICA" do *Fantástico*, Suzana Herculano-Houzel apresenta aqui a neurociência nossa de cada dia e a lógica por trás de comportamentos humanos banais, e mostra como as descobertas científicas podem nos permitir alcançar mais saúde, satisfação e bem-estar.

Cada seção do livro traz assuntos relativos a lazer, saúde física e mental, bem como aspectos da vida em geral – sozinho, a dois, em família ou em sociedade.

Fique de bem com seu cérebro

Suzana Herculano-Houzel

Esse livro foi escrito para quem deseja alcançar o bem-estar e torná-lo algo cada vez mais intenso e frequente em sua vida. Uma das mais renomadas neurocientistas brasileiras, Suzana Herculano-Houzel mostra o melhor caminho para a conquista desse objetivo: ficar de bem com o próprio cérebro, isto é, cuidar para que ele funcione da melhor maneira possível – sempre.

Aqui você conhecerá uma série de descobertas recentes da neurociência e saberá de que modo elas podem ajudar você a manter o cérebro saudável. Com um texto claro e cativante, a autora apresenta uma abordagem prática desse assunto, com dicas que estimularão você a arregaçar as mangas e se dedicar a obter mais paz e felicidade no dia a dia.

Um dos passos fundamentais é cultivar elementos importantes, como a sensação de controle sobre a própria vida, a capacidade de expressar desejos e opiniões, a interação social, o sentimento de ter um propósito na vida e a manifestação da tristeza nas horas certas.

Deixe seu cérebro em forma

Corinne L. Gediman e Francis M. Crinella

Baseado nos resultados de avançadas pesquisas, esse livro apresenta uma série de exercícios destinados a promover ganhos significativos de memória e agilidade mental.

O método consiste na realização de 10 a 15 minutos de atividades diárias que, a cada semana, enfocam uma função cerebral específica.

Esse treinamento aumentará sua capacidade de criar memórias, cultivar a atenção, reter imagens e significados, lembrar-se de nomes, fatos, números, datas e lugares, além de estimular os hemisférios direito e esquerdo do cérebro.

Enquanto realiza exercícios divertidos e desafiadores, você estará estimulando a memória, processando as informações com mais rapidez e prevenindo-se de problemas associados ao envelhecimento.

Deixe seu cérebro em forma também permite que você avalie seu progresso e apresenta dicas e um plano de ação para ajudá-lo a adotar um estilo de vida saudável.

CONHEÇA OS 30 CLÁSSICOS DA EDITORA SEXTANTE

INFORMAÇÕES SOBRE OS
PRÓXIMOS LANÇAMENTOS

Para receber informações sobre os lançamentos da
EDITORA SEXTANTE, basta cadastrar-se diretamente no site
www.sextante.com.br

Para saber mais sobre nossos títulos e autores, e enviar
seus comentários sobre este livro, visite o nosso site
www.sextante.com.br ou mande um e-mail para
atendimento@esextante.com.br

EDITORA SEXTANTE
Rua Voluntários da Pátria, 45 / 1.404 – Botafogo
Rio de Janeiro – RJ – 22270-000 – Brasil
Telefone: (21) 2286-9944 – Fax: (21) 2286-9244
E-mail: atendimento@esextante.com.br